ZUR
PHYSIOLOGIE UND PATHOLOGIE
DES SKELETTMUSKELTONUS

VON

E. A. SPIEGEL

ASSISTENT AM NEUROLOGISCHEN INSTITUT
DER UNIVERSITÄT WIEN

MIT 25 ABBILDUNGEN IM TEXT

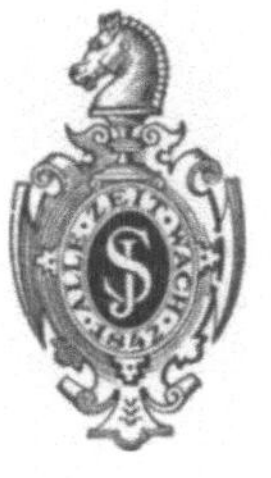

BERLIN

VERLAG VON JULIUS SPRINGER

1923

ISBN-13:978-3-642-47297-8   e-ISBN-13:978-3-642-47736-2
DOI: 10.1007/978-3-642-47736-2

SONDERDRUCK AUS
„ZEITSCHRIFT FÜR DIE GESAMTE NEUROLOGIE UND PSYCHIATRIE", BD. 81

Inhaltsverzeichnis.

Einleitung.

Das tierische Leben bedeutet eine stete Reaktion auf Veränderungen
der Umwelt. Es ist daher tief in unserer Organisation begründet, daß
unsere Aufmerksamkeit vor allem durch den Wechsel der Erscheinungen
gefesselt wird, das mehr oder minder Beständige ihr viel leichter ent-
geht. So mag es begreiflich erscheinen, daß im speziellen Falle der
Skelettmuskulatur in erster Linie ihre Bedeutung als Organ der Bewegung, ihre Arbeitsleistung studiert wurde, ihre Wirkung im Ruhezustand, während des Haltens der Skeletteile in bestimmter gegen-
seitiger Lage dagegen in den Hintergrund trat. Dieser letztere Zustand,

der sog. Muskeltonus, hat gerade in den letzten Jahren die Aufmerksamkeit der Physiologen und Kliniker auf sich zu lenken begonnen. Leider ist aber dem Kliniker die Analyse der beobachteten Störungen nicht in dem gleichen Maße möglich wie dem Experimentator, da er ja nicht wie dieser an dem von seinem Ansatz gelösten, isolierten Muskel seine Untersuchungen und Messungen anstellen kann, bei der Beurteilung des Tonus meist auf Schätzung des Dehnungswiderstands resp. der Eindrückbarkeit der Muskulatur angewiesen ist. So gehen klinische Beobachtung und physiologische Forschung oft getrennte Wege, treffen erst nach Umwegen wieder zusammen. Es schien daher der Versuch nicht ganz zwecklos, eine Methode der Tonusprüfung auszuarbeiten, welche sich in gleicher Weise am Tier und Menschen anwenden läßt, welche die am Krankenbett gewonnenen Resultate mit den Veränderungen zu vergleichen gestattet, die nach experimenteller Zerstörung bestimmter Teile des Nervensystems auftreten.

Um die Kriterien für die anzuwendende Methode zu gewinnen, wird es bei der herrschenden Unklarheit über den Begriff des Tonus nötig sein, zuerst die Entwicklung dieses Begriffes auseinanderzusetzen und seine Abgrenzung zu versuchen. Die sich damit ergebende Abtrennung der statischen Funktion des Muskels von seiner kinetischen wird uns weiter dazu führen, die Verschiedenheiten der Stoffwechselvorgänge, die diesen beiden Funktionen zugrunde liegen sollen, die Frage ihrer getrennten Innervation und damit den Mechanismus der tonischen Verkürzung zu erörtern. Aus der in diesem allgemeinen Teil gewonnenen Anschauung über das Wesen der tonischen Verkürzung werden sich die Grundlinien der zu wählenden Methode ergeben. Die Anwendung dieser Methode auf die Untersuchung des normalen und kranken Menschen und die Analyse der gewonnenen Resultate durch das Tierexperiment sollen den speziellen Teil der Arbeit bilden.

Aus diesem kurz skizzierten Plan ergibt sich wohl von selbst, daß hier keineswegs der Anspruch erhoben wird, alle Probleme des Muskeltonus erschöpfend zu behandeln resp. auf alle in der Literatur niedergelegten Beobachtungen und Ansichten einzugehen; es soll vielmehr nur zu jenen Fragen Stellung genommen werden, über welche eigene Beobachtungen und Experimente angestellt werden konnten. Daß ich diese Erfahrungen gewinnen konnte, verdanke ich vor allem der weitgehenden Förderung, die mir im neurologischen Institute mein Chef, Herr Prof. *Marburg*, an der allgemeinen Poliklinik Herr Hofr. *J. Mannaberg* zuwendete. Die Untersuchungen mit dem Saitengalvanometer wurden im Institut des Herrn Hofrat *R. Paltauf* unter Leitung des Herrn Prof. *Rothberger* durchgeführt, die Studien an Evertebraten an der preußischen biologischen Station auf Helgoland (Prof. *Mielck*). Klinisches Material verdanke ich schließlich noch den Herren Prof.

Alexander, Prim. *Infeld*, Prof. *Karplus* und Prof. *Mattauschek*. All den genannten Herren sei auch an dieser Stelle mein ergebenster Dank ausgesprochen.

Kapitel I.
Entwicklung und Abgrenzung des Tonusbegriffs.

Klarheit der Begriffe erscheint eine so selbstverständliche Voraussetzung und Forderung jeder Wissenschaft, daß es unnütz wäre, die Notwendigkeit eindeutiger Definitionen zu betonen. Wie soll eine gegenseitige Verständigung möglich sein, wenn verschiedene Untersucher demselben Wort einen verschiedenen Sinn unterlegen; wie soll der Forscher selbst eine präzise Fragestellung gewinnen, eine geeignete Methodik ausarbeiten können, wenn er sich selbst über das Ziel, das er anstrebt, nicht Rechenschaft gegeben hat; wie soll er aus den beobachteten Störungen bindende Schlüsse über die Bedeutung eines Organs für eine bestimmte Funktion ziehen, wenn er sich das Wesen dieser Funktion nicht klar gemacht hat?

Leider bevorzugen aber manche einen Ausdruck gerade darum, weil sein Sinn vieldeutig ist und sie sich darum einer scharfen Begriffsbildung, einer klaren Definition enthoben glauben. Ein so ausgezeichneter Forscher wie *Ewald* sagt, er habe gerade den Namen Labyrinthtonus gewählt, „weil er sehr wenig präjudiziert und nur angibt, daß funktionelle Beziehungen zwischen den Labyrinthen und der Muskeltätigkeit bestehen, ohne die spezielle Art dieser Beziehungen näher zu bezeichnen. Das Wort Tonus wird in den medizinischen Wissenschaften schon in so verschiedener Weise verwendet, daß man diesen Begriff leicht ausdehnen und modifizieren kann, je nachdem es neu hinzukommende Erfahrungen erfordern“.

Die Unklarheit, die dem Tonusbegriff anhaftet, hat ihren Grund wohl darin, daß die Anschauungen über das Wesen und Zustandekommen des Tonus einem großen Wechsel unterworfen waren, so daß schließlich das gleiche Wort eine vielfache Bedeutung gewonnen hat und die mannigfachsten Begriffe repräsentieren muß. Die gemeinsame Grundlage, aus der sich diese verschiedenen Begriffe entwickelt haben, ist in der ursprünglichen Bedeutung von τόνος als Spannung, Spannkraft zu suchen. Der Begriff der Spannung bildet auch den wesentlichen Kernpunkt der Definitionen, die *Henle*, *Luciani*, *Exner* und *Tandler* u. a. über den Muskeltonus gegeben haben.

Über das Zustandekommen dieser Spannung des Muskels machte man sich aber recht wechselnde Vorstellungen. *Galen* spricht schon von einem Tonus, meint aber darunter längere Zeit anhaltende, willkürliche Muskelkontraktionen, die er auf psychische, vermittels der Nerven zugeführte Impulse zurückführt. Die Spannung des willkür-

lich nicht innervierten Muskels dagegen, die jetzt allgemein als Tonus
bezeichnet wird, beispielsweise die Verkürzung eines an einem Inser-
tionsende losgelösten Muskels, seine Kontraktion nach Durchschneidung
des Antagonisten führt er auf eine $\sigma\acute{\nu}\mu\varphi\nu\tau o\varsigma\ \tau o\tilde{\iota}\varsigma\ \mu\nu\sigma\acute{\iota}\nu\ \acute{\epsilon}\nu\acute{\epsilon}\varrho\gamma\epsilon\iota\alpha$, eine
den Muskeln angeborene Kraft, sich zu kontrahieren, zurück, deren
Wesen unsicher bleibt. Dieser Begriff kehrt bei *Haller* als Vis contrac-
tilis musculis insita, als eine eigentümliche vitale Kraft wieder, er hat
bei *Virchow* eine neue Gestalt gewonnen, wenn er im Tonus einen Ausdruck für den Turgor, für den Ernährungszustand und die dadurch bedingte gegenseitige Anziehung der einzelnen Teilchen des Gewebes er-
blickt; die Zusammenziehung der Muskeln nach Durchschneidung ihrer
Antagonisten wurde andererseits als Ausdruck der bloßen physikalischen,
elastischen Kräfte, einer Contractilité de tissu von *Bichat* (ähnlich später
von *Weber*) betrachtet. In Deutschland vermutete erst *Johannes Müller*,
daß neben diesen bloßen physikalischen Kräften ein nervöser Einfluß
an dem Zustandekommen der Dauerspannung des Muskels beteiligt sei.
Diese Vorstellung blieb aber lange Zeit Gegenstand der Kontroverse.
Die Natur der nervösen Einflüsse, welche eine dauernde Spannung des
Muskels aufrechterhalten sollten, war recht unklar. Die Meinung, daß
sie durch eine automatische Tätigkeit der Nervenzentren bedingt sei,
war vorherrschend, und nur wenige, beispielsweise *Marshall Hall*, der
Tonus und Reflexaktion nur als Modifikationen der Funktion des
Rückenmarks betrachtete, weil sie beide nach Rückenmarkszerstörung
verlorengehen, nahmen einen reflektorischen Ursprung dieser Erregung
an. Ja die Existenz dieses Einflusses selbst wurde bestritten (*E. Weber*,
Heidenhain), während *Henle* sie als bewiesen betrachtete. Erst *Brondgeest* gelang es, in den Flexoren des Hinterbeins beim Frosch jenes Objekt zu finden, an welchem sich der Einfluß reflektorischer Impulse auf
die Spannung des Muskels einwandfrei nachweisen ließ; die Erschlaffung
dieser Muskeln nach Aufhebung der zentripetalen, von der betreffenden
Extremität ausgehenden Impulse bewies den reflektorischen Ursprung
dieser Spannung und entzog den älteren Vorstellungen, welche dieselbe
auf eine automatische Tätigkeit des zentralen Nervensystems zurück-
führten, den Boden. Die Existenz eines reflektorisch erhaltenen Tonus
kann heute trotz der Versuche von *Jürgensen, Schwalbe*, ihn zu leugnen,
als gesichert betrachtet werden. Als Quelle dieser zentripetalen Impulse
wurde ursprünglich die Haut angesehen (*Eckhard*), doch zeigte sich
(*Mommsen*), daß der *Brondgeest*sche Tonus auch nach Abstreifen der
Haut bestehen bleibt; den exakten Nachweis, daß die wichtigste Quelle
des Reflextonus die im Muskel resp. seiner Sehne gelegenen sensiblen
Endigungen sind, hat erst *Sherrington* erbracht.

Die Erkenntnis von der innigen Abhängigkeit der Spannung des
Muskels von seiner Innervation verleitete dazu, den Tonusbegriff von

der Spannung des Muskels auf die diese Spannung bedingende Innervation zu übertragen, noch lange bevor der exakte Nachweis dieses Zusammenhanges durch *Brondgeest* erbracht war. So findet sich schon bei *A. v. Humboldt* der Ausdruck Tonus für die automatische Tätigkeit des Nervensystems verwendet. Nur wenige, wie beispielsweise *Henle*, sind sich dieser Übertragung bewußt geworden. Er verstand unter Tonus die mittlere Spannung der contractilen Fasern; nachdem er für erwiesen hält, daß diese Spannung eine durch das Nervensystem unterhaltene Kontraktion ist, wird gestattet sein, meint er, „den Namen Tonus statt auf die Kontraktion auf die kontrahierende Kraft der Nerven zu beziehen". Leider hat man sich diese Übertragung nicht immer so klar vor Augen gehalten, wie dies *Henle* getan hat, so daß der „Tonus des Nervensystems", sein „Biotonus", eine selbständige Bedeutung gewann, die ursprüngliche Beziehung zum Erfolgsorgan in den Hintergrund trat.

Es erscheint mir darum zur Vermeidung von Mißverständnissen am besten, an der ursprünglichen Bedeutung festzuhalten, vom Tonus nur in bezug auf den Spannungszustand des Muskels zu sprechen, die diesen Zustand aufrechterhaltende „tonische Innervation", die *Tschermak* der alterativen, zustandsändernden gegenübergestellt hat, mit *Uexküll* und *Jordan* als *statische Erregung oder Innervation* zu bezeichnen und sie der dynamischen oder kinetischen Innervation (der „phasischen Aktion" der englischen Autoren) entgegenzusetzen.

Das gleiche wie für die Innervation gilt für die Stoffwechselvorgänge, welche den Muskeltonus aufrechterhalten sollen. Der Gedanke, daß diesem dauernden Spannungszustand des Muskels ein Dauerstoffwechsel entsprechen muß, der durch die vom Nervensystem dem Muskel beständig zufließenden Impulse aufrechterhalten wird, hat dazu geführt, von einem chemischen Tonus zu sprechen (*Zuntz* und *Röhrig*, *Pflüger*). So ist wiederum der Tonusbegriff von dem mechanischen Zustand des Muskels auf den diesen Zustand begleitenden oder ihm zugrunde liegenden Stoffwechsel und schließlich auf den gesamten Stoffwechsel des nichtarbeitenden Muskels übertragen worden, ohne daß bewiesen wäre, ob die Gesamtheit der im nicht arbeitenden Muskel sich abspielenden Stoffwechselvorgänge tatsächlich mit dem der Aufrechterhaltung der mechanischen Spannung dienenden Energieumsatz identifiziert werden darf -oder nicht. Es scheint mir daher eine etwas klarere Umgrenzung jenes Stoffwechsels, welcher der Aufrechterhaltung der mechanischen Spannung des nicht arbeitenden Muskels dient, nicht unangebracht, wofür ich in Analogie mit dem Begriff der statischen Innervation die Bezeichnung *statischer Stoffwechsel* wählen möchte.

Haben wir nun den Tonusbegriff allein auf den mechanischen Spannungszustand des Muskels bezogen und von den diesen beeinflussenden nervösen und physikalisch-chemischen Faktoren abgegrenzt, so erscheint es notwendig, das Wesen dieser Spannung näher zu charakterisieren. Die Erscheinung, die schon den älteren Autoren aufgefallen ist und die sie ja vor allem verleitet hat, einen bloß physikalischen Zustand anzunehmen, ist die Stetigkeit, die Konstanz dieser Spannung, die am lebenden Tier gegenüber dem Zug der Antagonisten, der Schwerkraft eine bestimmte Ruhelänge so lange aufrechterhält, als willkürliche Innervationen oder künstliche Reize, resp. reflektorische Erregungen sie nicht unterbrechen. Dadurch aber gelangte man dazu, den Tonusbegriff für Kontraktionsformen anzuwenden, welche sich durch eine besondere Dauer kennzeichnen, vor allem die Kontraktionen der glatten Muskulatur gegenüber der schnellen Zuckung der Skelettmuskulatur als tonische Kontraktionen zu bezeichnen (in der älteren Literatur *G. E. Stahl, Bichat, Tiedemann*). Diese Erweiterung des Tonusbegriffes hatte ihre Begründung in der Vorstellung, daß der Widerstand des Muskels gegen Zug, ebenso wie seine Verkürzung, Ausdruck einer einzigen Funktion, der inneren Spannung des Muskels sei, eine Vorstellung, die besonders bei *A. Fick* ihren klassischen Vertreter gefunden hat.

Es entsteht nun aber die Frage, ob und inwiefern wir jene Spannung, welche eine bestimmte Länge gegen äußere Widerstände dauernd erhält, mit der der Verkürzung des Muskels zugrunde liegenden Spannung identifizieren dürfen. *Barthez* scheint zuerst die Idee einer besonderen „Force de situation fixe" entwickelt zu haben; auf sie führt er die Fähigkeit zurück, einen Gegenstand durch lange Zeit und mit großer Kraft umspannt zu halten, ohne einen Druck auf denselben auszuüben. Er zitierte das Beispiel des Athleten Milon von Croton, der einen Granatapfel in seiner Hand halten konnte, ohne daß ein Eindruck an demselben bemerkt wurde, obwohl die Kraft, mit welcher er ihn hielt, so groß war, daß niemand ihm denselben entreißen konnte. Allerdings betrifft dieses Beispiel eine willkürliche Kontraktion der Muskulatur, und es scheint darum nicht ohne weiteres möglich, die Force de situation fixe von *Barthez* mit der statischen Funktion der Muskulatur zu identifizieren, wie dies *Mourgue* anzunehmen geneigt ist. Immerhin muß zugegeben werden, daß die Bedeutung, welche *Barthez* seiner Force de situation fixe für den Ablauf der Bewegungen zuschreibt, wenn er beispielsweise meint, die normale Fortbewegung erfordere es, daß in jedem Moment die unteren Gliedmaßen in einem bestimmten Beugungsgrad festgehalten werden, schon den Gedanken von „steriler Kontraktion", von Muskelkontraktion ohne Veränderung in der Länge des Muskels (*Grasset*) enthält, wie er erst in der neusten Zeit von *Strümpell* bei der Aufstellung des amyostatischen Symptomenkomplexes näher ausgeführt wurde.

Die tatsächliche Trennung einer besonderen Haltefunktion des Muskels von seiner Verkürzungsfähigkeit ist aber erst eine Errungenschaft der letzten Jahrzehnte (vgl. *G. Weiß*). Der Nachweis dieser Trennung ließ sich mit besonderer Klarheit bei der glatten Muskulatur erbringen. *Grützner* geht von der Beobachtung von *Mosso* und *Pellacani* aus, daß die Harnblase in ihrem Innern (abgesehen vom Flüssigkeitsdruck) einen Druck von Null aufweisen kann, gleichgültig, ob das Lumen des Organs viel oder wenig Flüssigkeit enthält, gleichgültig also, ob die einzelnen Muskelfasern verkürzt sind oder nicht. Während eine bloß elastische Blase sich bei stärkerer Dehnung mit größerer Kraft zusammenzuziehen trachtet, vermag die Harnblase, auch wenn sie wenig Flüssigkeit enthält, ihre Muskulatur also nicht gedehnt ist, einen bedeutenden Innendruck zu entwickeln. Die von den Fasern entwickelte Spannung ist also weitgehend unabhängig von ihrer Länge. *Grützner* sucht hiervon dadurch eine anschauliche Vorstellung zu geben, daß er die Muskelfasern mit einem Gummifaden vergleicht, der ein mit einem Sperrhaken versehenes Gewicht längs einer Zahnstange in die Höhe hebt. Wenn der Gummifaden mit der Kontraktion aufhört, vermag er das Gewicht an jeder Stelle abzusetzen und sich selbst dann auszuhaken. So wie nun bei diesem Modell das Gewicht in jeder beliebigen Höhe ohne jede Beanspruchung der elastischen Kräfte des Gummifadens festgehalten werden kann, also die gleich große Last bei verschiedener Länge des Gummifadens getragen werden kann, ebenso, meint *Grützner*, vermögen die contractilen Faserzellen dadurch, daß sie „innere Haftmechanismen", eine besondere Sperrvorrichtung besitzen, durch die sie sich festzumachen vermögen, in jedem beliebigen Stadium der Verkürzung demselben Zug Widerstand zu leisten, die gleiche Spannung zu entwickeln, ohne zu ermüden.

Die Unabhängigkeit dieser „*inneren Sperrung*" von der Verkürzung wird aber besonders anschaulich durch die Versuche *Uexkülls*, der bei Evertebraten diese beiden Funktionen auf verschiedene Muskeln verteilt fand. Die klassischen Beispiele hierfür sind die Muskeln des Seeigels und der Muscheln. Der Seeigelstachel ist auf seiner Unterlage in einem Gelenk beweglich, das von einer doppelten Muskelschicht umhüllt wird; die innere Schicht besteht aus dem weißlichen, undurchsichtigen Sperrmuskel, die äußere aus dem glashellen Bewegungsmuskel. Ein kurzdauernder Reiz erregt nur den Bewegungsmuskel, erst wenn die Bewegung des Stachels durch einen äußeren Widerstand gehemmt ist, „fließt die Erregung" dem Sperrmuskel zu, derselbe balanciert zuerst die Last aus, dann erst „fließt die Erregung" wieder dem Bewegungsmuskel zu. Ähnlich zeigt auch der Schließmuskel der Muscheln eine Trennung in einen Bewegungs- und einen Sperrmuskel, welch letzterer sich nur dadurch von dem Sperrmuskel des Seeigelstachels unterscheidet, daß er nicht wie dieser sich der wechselnden Belastung anpaßt, eine gleitende Sperrung (*Noyons* und *Uexküll*) aufweist, sondern jedem Zug eine maximale Sperrung entgegensetzt. So wichtig auch die von *Uexküll* gefundenen Tatsachen sind, so anschaulich auch die von ihm gewählte bildliche Ausdrucksweise die Unterschiede zwischen Verkürzung und Sperrung dartun, so sei gleich hier bemerkt, daß mit der Trennung der Haltefunktion von der Verkürzungsfähigkeit natürlich noch gar nicht gesagt ist, daß tatsächlich an jenen Muskeln, welche einen dauernden Widerstand gegenüber Dehnung entwickeln, ein von den Verkürzungsmuskeln prinzipiell verschiedener „Sperrmechanismus" vorhanden sei; es sei nur auf *Biedermann* verwiesen, der sich schon gegen die bildliche Darstellungsweise *Uexkülls* wandte und meinte, ein derartiges Schematisieren physiologischer Vorgänge sei geeignet, die Vorstellung in falsche·Bahnen zu lenken.

Analog den *Uexküll*schen Versuchen an Evertebraten hat *Sherrington* am Säuger, ausgehend von den Überlegungen *Jacksons* über die tonische Funktion des Kleinhirns, in der Enthirnungsstarre einen Zustand gefunden, welcher die weitgehende Unabhängigkeit der Spannung des Muskels von seiner Länge demonstriert. Er zeigte an decerebrierten Katzen, bei welchen er alle Muskeln der hinteren Extremitäten bis auf den Kniestrecker enerviert hatte, daß dieser dem gleichen Zug Widerstand zu leisten vermag, gleichgültig, ob das Streckmuskelpräparat aus der maximalen Beugestellung in die maximale Streckstellung gebracht wird oder umgekehrt. Jede neue Lage, in welche der Unterschenkel gelangt, wird fixiert, jede Längenänderung, welche man dem Kniestrecker erteilt, wird von diesem festgehalten, ohne daß dieser seinen Spannungsgrad aufgibt.

Dieses Phänomen hat *Sherrington* mit dem treffenden Ausdruck *plastischer Tonus* bezeichnet, es ist, wie noch im weiteren Verlaufe näher auszuführen sein wird, reflektorisch bedingt, verschwindet nach Aufhebung der sensiblen Innervation der betreffenden Extremität. Daraus geht hervor, daß die Eigenschaft des plastischen Tonus, die *Sherrington* im Zustand der Enthirnungsstarre beschrieben hat, wohl äußerlich identisch ist mit jener Plastizität, die man auch am isolierten Muskel beobachten konnte, dem Wesen nach aber von ihr unterschieden werden muß. *Langelaan* zeigte, daß sich an dem von seinen nervösen Verbindungen gelösten Muskel neben den Eigenschaften der Elastizität sich auch die eines plastischen Körpers nachweisen lassen, die Fähigkeit, eine durch kontinuierlichen Zug entstandene Deformation bleibend zu bewahren. In dieser Plastizität haben wir es also mit einer Eigenschaft der Muskelsubstanz selbst zu tun, in dem von *Sherrington* beschriebenen Phänomen mit einer Reflexerscheinung, Unterschiede, die verwischt werden, wenn man für beide Gruppen von Phänomenen den

Ausdruck plastischer Tonus verwendet. Neuerdings übertragen auch *Frank* und *Katz* den Begriff des plastischen Tonus auf die Contracturen, die am Muskel nach Degeneration der zuführenden Nerven ausgelöst werden können, wie beispielsweise die Nicotincontractur. Dadurch werden Zustände verschiedener Entstehungsart bloß auf Grund äußerer Ähnlichkeiten unter demselben Begriff zusammengefaßt. Schließlich gewinnt der Ausdruck bei *Foerster* eine von der ursprünglichen gänzlich verschiedene Bedeutung; er spricht von einem plastischen „formgebenden" Tonus, der sich in dem reliefartigen Hervorspringen der Muskelbäuche, in ihrer Härte bei der Palpation kundgibt. Zur Vermeidung von Mißverständnissen wird es wohl am besten sein, den Ausdruck plastischer Tonus nur in dem ursprünglich von *Sherrington* gebrauchten Sinne zu gebrauchen, darunter die durch Dauerreflexe, weitgehend unabhängig von der Länge des Muskels aufrechterhaltene Spannung zu verstehen.

Beim Menschen hat wohl zuerst *Rieger* die besondere Stellung der „bremsenden" Wirkung der Skelettmuskulatur klar ausgesprochen. Der besondere Widerstand, den er im Beginn einer passiven Dehnung des Quadriceps unabhängig von der Ausgangsstellung des Unterschenkels fand, veranlaßte ihn, bei den Muskeln nicht nur daran zu denken, daß sie Bewegungen bewirken, sondern auch daran, daß sie Bewegungen zu verhindern, zu bremsen versuchen. Er erkannte, daß Halten und Bewegen die beiden wesentlichen Funktionen der Muskulatur ausmachen; die bisherige Nichtbeobachtung der Bremsung komme bloß daher, daß man dieselbe nicht unmittelbar wahrnehmen kann.

Die Selbständigkeit der Haltefunktion des Muskels wurde beim Menschen aber erst mit besonderer Eindringlichkeit klar, als man Krankheitsbilder beobachten und näher analysieren lernte, bei welchen die Störungen der Muskulatur vorwiegend in der Fixation der Skelettteile in einer Dauerstellung bestehen, und erkannte, daß die Grundlage dieser Störungen in der Läsion von Systemen zu suchen sei, welche von der die Bewegung innervierenden Pyramidenbahn weitgehend unabhängig sind. Die von *Kinnier Wilson* beschriebene progressive lenticuläre Degeneration zeigte eine Fixationsrigidität der Muskulatur, welche die Aufmerksamkeit auf ähnliche Störungen in der Haltefunktion der quergestreiften Muskulatur lenkte. Solche Störungen wurden tatsächlich bei einer Reihe anderer Krankheitsbilder gefunden, wie bei der Pseudosklerose, der Paralysis agitans, der von *Foerster* beschriebenen atherosklerotischen Muskelstarre, der kongenitalen Athetose, bei Infektionskrankheiten, wie Encephalitis epidemica, bei Intoxikationen, wie CO-Vergiftung. Bei diesen Krankheiten konnte wieder eine Erkrankung motorischer Systeme gezeigt werden, die sich als weitgehend unabhängig von der der Bewegungsinnervation dienenden Pyramidenbahn erweisen. So erscheint es gerechtfertigt, wenn *Strümpell* diese Störungen unter einem einheitlichen Gesichtspunkte zusammenfaßte, den Störungen der willkürlichen Bewegung, der myodynamischen oder myomotorischen Innervation als Störungen in der statischen Fixation der Gelenke, als amyostatischen Symptomenkomplex gegenüberstellte. So sehen wir in der menschlichen Pathologie in dem Auftreten von Störungen in der Fixation der Skeletteile durch Erkrankungen außerhalb des myomotorischen Systems einen weiteren Beweis für eine besondere Haltefunktion der Skelettmuskulatur.

Wenn wir demnach den Begriff des *Tonus* für die Skelettmuskulatur zu *definieren* versuchen, so haben wir es mit einem Spannungszustand zu tun, der ohne willkürliche Innervation zustande kommt, einem Dauerzustand, der bloß die gegenseitige Lage, die Haltung der Skeletteile aufrechterhält, solange dieselben unbewegt bleiben, nur unter der Zugwirkung von Schwerkraft, Bändern, Antagonisten stehen. Die Innervation, welche diesen Zustand aufrechterhalten hilft, sei als statische der kinetischen oder Bewegungsinnervation gegenübergestellt, der begleitende Stoffwechsel als statischer Energieumsatz bezeichnet.

Kapitel II.
Die Innervation des Muskeltonus.
a) *Boekes akzessorische Fasern.*

Mosso hat als erster die Tatsache, daß an demselben Muskel rasche und langsame Zuckungen weitgehend unabhängig voneinander ablaufen können, durch die Hypothese einer doppelten Innervation zu erklären versucht, indem er sich vorstellte, daß jede Muskelfaser außer von einem markhaltigen von einem sympathischen Nerv innerviert wird und daß, je nachdem der erstere oder der letztere dem Muskel einen Impuls zuführt, bald eine kurzdauernde, bald eine langanhaltende Verkürzung zustande komme. Für diese Vermutung einer doppelten Innervation des quergestreiften Muskels gaben schon ältere Befunde von *Bremer* ein Substrat, welcher beim Frosch und der Eidechse marklose Fäserchen zur motorischen Endplatte ziehen sah; gegen die Schlußfolgerung allerdings, daß die Muskelfasern doppelt innerviert werden, ließ sich der Einwand erheben, daß die von *Bremer* dargestellten marklosen Nervenfasern von den markhaltigen nicht unabhängig, sondern nur eine Abzweigung derselben seien, nachdem *Grabower, Perroncito* die Darstellung markloser, in die Nervenendplatte eintretender Fäserchen gelang, die sich als Äste markhaltiger Fasern erkennen ließen. Immerhin gibt neuerdings auch *Boeke* zu, daß sich aus einigen Abbildungen von *Bremer* ergibt, daß dieser schon zwei voneinander unabhängige Nerven an die Muskelfasern herantreten sah. Eine weitere Stütze

für die *Mosso*sche Hypothese bildeten die Befunde von *Perroncito*, der
feine, in die motorische Endplatte von Eidechsen eintretende Fäserchen
beobachten konnte, Fäserchen, die aber nach *Gemelli* direkt in die Ver-
zweigungen der motorischen Nervenfasern übergehen und die darum
den sog. ultraterminalen, also eine Fortsetzung der Endplatte bildenden
Fasern zuzurechnen sind.

Eine festere morphologische Grundlage erfuhr die Lehre von der
doppelten Innervation, abgesehen von den Untersuchungen von *Botezat*
bei Vögeln, welche gleichfalls die Existenz einer marklosen, zum Muskel
ziehenden Faser neben einer markhaltigen ergaben, erst durch die eingehenden Studien von *Boeke*. Dieser Autor beschreibt als akzessorische
Nervenfasern marklose Fäserchen, welche entweder in die motorische
Endplatte des quergestreiften Muskels eintreten oder auch außerhalb
des Bereichs der motorischen Endplatte an die Muskelfaser heran-
kommen, um schließlich eine einfache Endöse oder ein zartes, weit-
maschiges Endnetz zu bilden. Diese akzessorischen Endplatten liegen
unter dem Sarkolemm, werden infolge ihrer hypolemmalen Lage
manchmal von den Endästen der motorischen Platte überkreuzt,
bleiben aber ganz unabhängig von dieser. Die Unabhängigkeit dieser
akzessorischen Nerven und ihrer Endigungen vom Axon der Vorderhornzelle zeigte sich anscheinend besonders deutlich nach Durchschneidung
einzelner Augenmuskelnerven knapp nach ihrem Austritt aus dem
Mittelhirn; wenige Tage nach der Operation fand sich in den zugehörigen
Augenmuskeln eine Degeneration der motorischen Endplatten, während
die akzessorischen Fasern mit ihren Endigungen noch erhalten waren.
Neuerdings findet *Boeke* in Untersuchungen gemeinsam mit *Dusser
de Barenne*, daß nach Durchschneidung einer Reihe von vorderen und
hinteren Wurzeln und Exstirpation der Spinalganglien in den zugehörigen
Intercostalmuskeln noch nach vier Wochen die akzessorischen Fasern
mit ihren Endigungen vorhanden waren. Auf Grund dieser Befunde
wird die Unabhängigkeit der zum Muskel tretenden marklosen Fäserchen
von den somatisch-efferenten und sensiblen Nerven angenommen, die
hypolemmale Lage ihrer Endigungen wird als ein Zeichen der zentri-
fugalen Natur dieser Fasern betrachtet. Wir hätten es demnach in den
*Boeke*schen Endigungen mit efferenten Fasern zu tun, die anscheinend
dem vegetativen Nervensystem zuzurechnen sind.

Es kann aber nicht übersehen werden, daß die Befunde von *Boeke*
nicht ganz frei von Widersprüchen sind. Er beschreibt, daß er 3—5 Tage
nach der Durchschneidung des IV. und VI. Hirnnerven nahe ihrem
Austritt aus dem Zentralorgan die marklosen akzessorischen Fasern
deutlich an den zugehörigen Augenmuskeln fand, daß dagegen an
Tieren, welche erst 3 Wochen nach der Durchschneidung getötet wurden,
die akzessorischen Fasern zum großen Teil degeneriert waren. Ein großer

Teil jener von ihm beschriebenen, anscheinend marklosen Fasern und dazu gehörigen Endösen bildet demnach die direkte Fortsetzung der aus dem Hirnstamm austretenden Hirnnerven. Es erscheint darum nicht verständlich, wieso *Boeke* diese Endigungen auf Grund dieses Befundes dem kranialen autonomen System zurechnet; denn insofern das von *Langley* aufgestellte Gesetz, daß überall im autonomen Nervensystem zwischen Zentrum und Erfolgsorgan ein Neuron eingeschaltet sei, allgemeine Gültigkeit beanspruchen darf, können wir nach Durchschneidung der aus dem Hirn austretenden Hirnnervenwurzeln, also der präganglionären Fasern nur erwarten, daß dieses Neuron bis an seine Endigungen um das vorgeschaltete zweite Neuron degeneriere, dieses aber und seine postganglionären Fasern und deren Endigungen müßten intakt bleiben! Wenn *Boeke* aber selbst diese Endigungen degeneriert findet, so trifft entweder das *Langley* sche Gesetz — dessen Gültigkeit bis jetzt ziemlich allgemein anerkannt wird — für diesen Fall nicht zu, oder aber wir sind nicht berechtigt, diese degenerierenden Fasern überhaupt dem autonomen System zuzurechnen. Tatsächlich finden auch *Boeke* und *Dusser de Barenne* in einer späteren Arbeit nach intraduraler Durchschneidung der vorderen und hinteren Wurzeln und Exstirpation der Spinalganglien der Nn. thorac. VI—IX nach einem Monat bei der Katze die akzessorischen Endigungen am VII. Intercostalmuskel intakt, so daß also aus diesen Versuchen hervorgeht, daß zwischen diese Endigungen und das Zentralnervensystem ein · Neuron, sei es im Grenzstrang oder aber peripher davon, zwischengeschaltet sei.

Was jene Minderzahl von Fasern anlangt, die nach Durchschneidung des IV. resp. VI. Hirnnerven an den Augenmuskeln auch nach drei Wochen in *Boeckes* Versuchen nicht degenerierten, so meint er, daß sie aus dem Sympathicus stammen, ohne daß aber der positive Nachweis degenerierender Fasern und Endplatten nach Exstirpation des Ganglion cervicale superius von ihm erbracht worden wäre. Ebenso ist die Behauptung, daß die in der Zunge nach Hypoglossusdurchschneidung bestehen bleibenden Fäserchen aus dem Nervus lingualis stammen resp. durch die Chorda tympani übermittelt werden, nicht direkt bewiesen, da der Nachweis der Degeneration dieser Fasern nach Durchschneidung dieser Nerven, soweit mir die betreffende Literatur zugänglich ist, aussteht. Am ehesten scheinen noch die angeführten Versuche von *Boeke* und *Dusser de Barenne* und neuere Befunde von *Agduhr* (Degeneration markloser Nervenfasern in den Mm. interossei nach Exstirpation des zugehörigen Ganglion stellatum bei zwei Katzen) für die sympathische Natur der akzessorischen Endigungen zu sprechen. Wenn dagegen *Agduhr* in einer zweiten Versuchsreihe 5—10 Tage nach Durchschneidung der vier letzten Cervicalnerven und ersten zwei Brustnerven zwischen Spinalganglion und der Verbindung des Nervenstammes mit dem Ramus communicans albus marklose

Fäserchen noch erhalten findet, so erscheint es nicht sicher, daß diese Fäserchen ausschließlich aus dem Ganglion stellatum stammen, da die seit der Durchschneidung abgelaufene Zeit zu kurz ist, um eine Degeneration markloser Fasern auszuschließen. Gibt ja *Boeke* selbst an, daß die marklosen Fasern später als die markhaltigen degenerieren und man sie selbst 14 Tage nach der Durchschneidung erhalten finden kann.

Wir sehen also, daß die Frage nach der Natur der akzessorischen Fasern noch nicht als gelöst betrachtet werden kann, daß sich anscheinend Elemente verschiedener Herkunft unter ihnen finden, daß vom morphologischen Standpunkte aus weder ihre Zurechnung zum thorakalen autonomen System, noch zum parasympathischen System gelingt.

Folgende Verbindungen sind daher in Betracht zu ziehen, auf welchen die statische Innervation vom Zentralnervensystem zum Muskel ihren Weg nehmen kann: erstens über den Grenzstrang ziehende Fasern, welche in diesem oder in vorgelagerten Ganglien eine Unterbrechung erfahren, zweitens Elemente des parasympathischen Systems und schließlich das Axon der Vorderhornzelle, welches den gemeinsamen Weg für die statische und kinetische Innervation darstellen könnte.

b) *Die Beziehungen der statischen Innervation zum Grenzstrang des Sympathicus.*

Im Sinne der erstgenannten Möglichkeit, daß nämlich die statische Innervation durch Fasern des thorakalen autonomen Systems besorgt wird, schienen Versuche zu sprechen, welche *de Boer* im Anschluß an die *Boeke*schen Befunde anstellte. Es scheint notwendig, die einzelnen Versuchsreihen *de Boers* kritisch zu besprechen, da die aus ihnen gezogenen Schlußfolgerungen vielfach, besonders von seiten der Kliniker, Anhänger gefunden haben, beispielsweise *Langelaan* die Vorstellung angenommen hat, daß die tonische Verkürzung unabhängig von der schnellen Zuckung sich im Sarkoplasma abspiele und vom thorakalen autonomen System innerviert werde; neuerdings hat auch *Sherrington* die sympathische Innervation des Skelettmuskeltonus akzeptiert.

Analog dem klassischen *Brondgeest*schen Versuche suchte *de Boer* zu zeigen, daß nicht nur Aufhebung der sensiblen Innervation einer Extremität deren Tonus herabsetzt, sondern auch die einseitige Durchschneidung der Rami communicantes zum Plexus ischiadicus dazu führt, daß die hintere Extremität dieser Seite am vertikal aufgehängten, dekapitierten Frosch schlaff herabfällt, resp. daß die passive Dehnbarkeit des M. gastrocnemius dieser Seite ebenso stark zunimmt, wie nach Ischiadicusdurchschneidung. Auch bei Katzen glaubt er nach Exstirpation des Bauchstrangs einer Seite einen geringeren Dehnungswiderstand, eine erhöhte Eindrückbarkeit der Muskeln der hinteren Extremitäten, einen größeren Ausschlag bei Prüfung der Patellarsehnenreflexe dieser Seite, ein Abweichen des Schwanzes nach der Gegenseite als Zeichen der homolateralen Atonie feststellen zu können.

Doch schon die eigene Beschreibung *de Boers* läßt Zweifel aufkommen, ob er tatsächlich mittels Durchschneidung der Rami communicantes an der entsprechenden Hinterpfote denselben Zustand von Atonie erzeugt hat, wie er nach Deafferentiation der Extremität eintritt. Denn er hebt in der gleichen Arbeit selbst hervor, daß die über den Grenzstrang ziehenden efferenten Impulse die Kontraktionsform der Muskeln beeinflussen, den Zuckungsanstieg und auch die Erschlaffung der natürlichen Muskelkontraktionen verzögern, so daß nach Aufhebung dieser Innervation „ruckartige" Bewegungen die Folge sein müßten, während er selbst beschreibt, daß er an dem Stehen und Gehen der operierten Tiere nichts Besonderes bemerkte. Die Durchtrennung der Rami communicantes kann darum nach den eigenen Befunden *de Boers* höchstens einen Teil des *Brondgeest*schen Tonus aufheben, wie ja auch *Jansma* nach Durchtrennung des N. ischiadicus auf der einen Seite und der Rami communicantes auf der anderen die Extremität auf der Seite der Ischiadicusdurchtrennung schlaffer herabsinken sah. Die nach den eigenen Abbildungen und Messungen *de Boers* recht geringen Differenzen im Verhalten der hinteren Extremitäten beider Seiten könnten aber vielleicht schon durch die Veränderungen der Gefäßweite bedingt werden, welche die gleichzeitige Durchschneidung der Vasoconstrictoren zur Folge hat. *de Boer* glaubt diesem Einwand dadurch zu begegnen, daß er bei Fröschen die Operation nach Zerstörung des Blutumlaufes ausführte. Inwiefern aber die Beobachtungen an Säugern durch Veränderungen der Zirkulation beeinflußt sind, muß nach seinen Versuchen offen bleiben.

Ja auch der bloße Tatbestand der Haltungsdifferenz hat sich nicht regelmäßig bestätigen lassen. *Kure* und seine Mitarbeiter haben zwar beschrieben, daß Durchschneidung der sympathischen Fasern, die vom Rückenmark auf dem Wege der Nn. splanchnici über das Ganglion coeliacum zum Zwerchfell ziehen, eine Tonusherabsetzung auf der entsprechenden Zwerchfellshälfte zur Folge hat, schränken aber selbst neuerdings ihre ursprüngliche Behauptung dahin ein, daß Splanchnicusdurchschneidung wohl eine Tonusabnahme, aber keine völlige Aufhebung des Zwerchfelltonus zur Folge habe. Auch die Änderung der Stellung, die *Ducceschi*[1]) am Kaninchenohr nach einseitiger Halssympathicusdurchschneidung beschreibt, scheint nur geringgradig zu sein (leider gibt der Autor keine Abbildung). An den Extremitäten wurde die Tonusabnahme nach Durchschneidung der Rami communicantes ent-

---

[1]) Nach einem Vortrage von *Asher* scheint auch *Mosca* ähnliche Versuche gemacht zu haben. Die betreffende Arbeit ist aber meines Wissens bisher noch nicht erschienen.

weder nur kurze Zeit nach der Operation beobachtet, während sie
sich später wieder ausglich (*Dusser de Barenne, Negrin y Lopez* und
Brücke) oder konnte überhaupt nicht mit Sicherheit nachgewiesen werden
(*Cobb* bei Katzen, *Takahashi* bei Meerschweinchen). Um auch gering-
gradige Tonusdifferenzen zwischen beiden Seiten deutlicher zu machen,
tauchten *Saleck* und *Weitbrecht* die operierten Frösche in Eiswasser;
während sie die nach einseitiger Durchschneidung des Ischiadicus oder
der hinteren Wurzeln auftretenden Unterschiede in der Haltung beider
Hinterpfoten auf diese Weise viel deutlicher nachweisen konnten, als
dies bisher gelang, war nach Durchschneidung der Rami communicantes
ein Tonusunterschied nur inkonstant oder höchstens in so geringem
Grade nachzuweisen, daß er mit dem bei einseitiger Ischiadicusdurchschneidung auftretenden nicht zu vergleichen war. Auch bei jener
Steigerung des normalen Haltungstonus, wie wir sie in der Enthirnungsstarre nach Mittelhirndurchtrennung vor uns sehen, wurde eine Ver-
ringerung der Rigidität nach Sympathicusdurchschneidung nur inkonstant gefunden (*Dusser de Barenne*), resp. eine Tonusdifferenz sowohl
im Sinne der *de Boer*schen Theorie als auch im entgegengesetzten Sinne
beobachtet (*Negrin y Lopez* und *Brücke*) oder aber eine Veränderung der
Rigidität ganz vermißt (*van Rijnberk, Cobb*). Auch jene tonischen Reflexe der Gliedmaßen, welche *Magnus* und *de Kleijn* bei decerebrierten
Tieren beschrieben, ließen sich noch nach Entfernung des Bauchstrangs
auslösen (*Dusser de Barenne*). Die Dehnungsversuche von *Yas Kuno*
zeigen gleichfalls, daß durch Aufhebung der sympathischen Innervation
höchstens ein Teil des Muskeltonus geschädigt werden könne, denn nach
einseitiger Durchschneidung der Rami communicantes beschleunigte die
Abkühlung des N. ischiadicus noch die Dehnung, während *de Boer* behauptet hatte, daß Aufhebung der über den Grenzstrang geleiteten
Impulse eine ebensolche Verlängerung des Gastrocnemius zur Folge
habe wie die Ischiadicusdurchschneidung.

Einen weiteren Beweis für die sympathische Innervation der Dauerverkürzung glaubt *de Boer* durch Versuche über kombinierte Curare-
Veratrinvergiftung zu erbringen. Er injizierte zuerst Curare, bis er auf
einen maximalen Induktionsschlag bei indirekter Reizung keine Muskel-
zuckung mehr erhielt; bei darauf folgender Veratrinvergiftung beobachtete er bei indirekter Reizung nur mehr die langsame Komponente der
Veratrinzuckung (Veratrincontractur), was er darauf zurückführt, daß
das Curare nur die Innervation für die schnelle Zuckung gelähmt habe,
während autonome Fasern, welche die Contractur auslösen, noch Impulse in den Muskel senden können. Doch geht aus den eigenen Untersuchungen von *de Boer* hervor, daß ein veratrinvergifteter Muskel die
typische Contractur gibt, wenn man das Nervensystem zentral von
der Durchtrennungsstelle der Rami communicantes reizt, wenn also die

Erregung sicherlich nur durch spinale Fasern geleitet werden kann. Die Annahme *de Boers*, daß die Auslösbarkeit der Veratrincontractur nach Curarevergiftung auf das Erhaltenbleiben der sympathischen Innervation zurückzuführen sei, wird also durch seine eigenen Befunde recht unwahrscheinlich.

Ähnlich wie *Ewald* an Kaninchen nach einseitiger Labyrinthexstirpation mit der Entwicklung der Leichenstarre dieselben Haltungsanomalien wiederkehren sah, die durch die Operation am lebenden Tier gesetzt worden waren, indem sich die Starre in den intra vitam atonischen Extremitäten langsamer entwickelte, konnte ferner *de Boer* Verzögerung im Eintreten der Leichenstarre in der hinteren Extremität jener Seite feststellen, auf welcher die (angeblich die statische Innervation besorgenden) Rami communicantes intra vitam durchschnitten worden waren. Es erscheint aber gewagt, diese Verzögerung des Beginns der Starre gerade auf das Ausbleiben efferenter, über die Rami communicantes verlaufender statischer Impulse zu beziehen. Die Vasodilatation, welche durch die Operation gesetzt wird und deren Einfluß auf die Ausbildung der Leichenstarre insbesondere *Negrin y Lopez* und *Brücke* demonstriert haben, ist zwar in einem Teil der Versuche *de Boers* und *Jansmas* ausgeschaltet. Es bleibt aber noch immer der Einwand, daß mit der Durchtrennung der Rami communicantes vielleicht auch afferente Impulse eliminiert sind, deren Ausbleiben die Tätigkeit der Vorderhornzellen dieser Seite herabsetzt, so daß auch dadurch die Milchsäureanhäufung im Muskel vermindert und damit der Eintritt der Leichenstarre verzögert sein könnte, ähnlich wie dies auch *Jansma* annimmt.

Schließlich behauptet *de Boer*, daß nicht nur die Dauerinnervation, welche die Haltung der Skeletteile bedingt, sondern auch der Ablauf der Einzelzuckung von Impulsen abhängt, welche über den Grenzstrang verlaufen. Er sah nämlich, daß jene Verzögerung der Erschlaffung, die man bei Einzelzuckungen beobachten kann und die nach ihrem ersten Beschreiber als *Funke*sche Nase bekannt ist, nach Durchschneidung der Rami communicantes wohl bei Reizung des Plexus ischiadicus peripher von seiner Verbindung mit den Rami communicantes sich auslösen ließ, aber nicht mehr bei Reizung zentral von der durchschnittenen Verbindung mit dem Grenzstrang, was allerdings mit Versuchen von *Dusser de Barenne* in Widerspruch steht. Wenn wir es tatsächlich in der *Funke*schen Nase mit einer während der Erschlaffung auftretenden, zweiten langsamen, „tonusartigen" Verkürzung zu tun hätten, welche durch Erregung autonomer Fasern ausgelöst wird, so müßte doch Reizung der Rami communicantes allein diese langsame Verkürzung des Muskels auslösen. Doch konnte weder *Cobb* bei Katzen durch Reizung des Bauchsympathicus eine tonische Kontraktion des gleichseitigen Hinterbeins erzielen, noch neuerdings *Deicke* bei der mechanischen oder elektrischen Reizung der Rami communicantes eine Formveränderung in der Beinmuskulatur wahrnehmen.

Es ergibt sich also, daß keine der von *de Boer* ausgeführten Versuchsreihen als einwandfreier Beweis für die Annahme gelten kann, daß die statische Innervation der Skelettmuskulatur ihren Weg über den Grenzstrang nimmt. Bei der Schwierigkeit in der Beurteilung der geringgradigen Haltungsänderungen, die nach Durchschneidung der Rami communicantes beim normalen Tier beschrieben wurden, schien es erwünscht, einen Zustand zu untersuchen, der eine Steigerung des normalen Haltetonus darstellt und dadurch Tonusdifferenzen leichter erkennen läßt. Diesbzüglich könnte man ja die oben erwähnten Untersuchungen über Enthirnungsstarre heranziehen. Diesen gegenüber ließe sich aber der Einwand erheben, daß wir es in der decerebrate rigidity mit einem Zustand zu tun haben, der durch diskontinuierliche Erregungen zustandekommt, wie der Nachweis oszillierender Aktionsströme in der starren Muskulatur erweist (*Buytendyk, Einthoven*). Dagegen haben wir in der Beugecontractur, welche die vorderen Extremitäten brünstiger Frösche tagelang aufweisen, während sie die Weibchen, auf deren Rücken sie sitzen, umklammert halten, einen Zustand von Dauerverkürzung vor uns, bei dem bisher Aktionsströme nicht nachzuweisen waren (*Kahn, Meyer* und *Fröhlich*). Wie wirkt nun die Ausschaltung der sympathischen Innervation einer Extremität auf diesen Umklammerungsreflex, in dem wir einen unter physiologischen Umständen auftretenden Zustand von anscheinend stromloser Dauercontractur vor uns haben? Über diese Untersuchungen braucht hier nur kurz referiert zu werden, da schon an anderer Stelle darüber berichtet ist[1]).

Froschmännchen (Rana fusca), welche einen kräftigen Klammerreflex aufwiesen, wurden zunächst zur Lösung des Reflexes in Äthernarkose gebracht, dann auf ein Brett so gespannt, daß die rechte vordere Extremität in der kranialen Verlängerung der Körperachse lag und die Axilla gut zugänglich war. Durch einen Schnitt, der in der Fortsetzung der rechten Axillarlinie gegen das hintere Ende des Unterkiefers verlief, wurde die Pleuroperitonealhöhle eröffnet, weiter die Lunge durch einen stumpfen Spatel von der Wirbelsäule abgedrängt, Peritoneum und Membrana subvertebralis durchtrennt, so daß die rechte Aorta und die Kalksäckchen frei lagen. Der Grenzstrang wurde nun unter vorsichtiger Durchtrennung des Pleuroperitoneums kranialwärts so weit präpariert, bis der Plexus brachialis freilag. Durch Hochheben des Grenzstranges ließ sich das Ganglion sympathicum IV und III (nach *Ecker-Gaupp*) sichtbar machen, so daß das Ganglion IV samt seinem Verbindungsast mit dem N. spinalis IV von der Umgebung, weiterhin das Ganglion

---

[1]) *Spiegel* und *Sternschein*, Pflügers Arch. f. d. ges. Physiol. **192**, 115. 1921.

sympathicum III vom Nervus spinalis III und von den Verbindungen mit dem Ganglion sympathicum II abgetrennt werden konnte. Schließlich wurde auch der Grenzstrang selbst durchschnitten, so daß das exstirpierte Präparat aus dem Grenzstrang mit dem anhängenden Ganglion sympathicum III und IV bestand. Bei der Anlegung der Muskel- und Hautnähte wurde auf eine Vermeidung von Falten geachtet, welche eine Verziehung der Extremitäten hätten bewirken können. Das Gelingen der Operation wurde durch den histologischen Nachweis des exstirpierten Ganglions, sowie durch den Vergleich der Zirkulation an den beiden vorderen Extremitäten kontrolliert. Was die Beobachtung der Gefäßveränderungen an der operierten Extremität anlangt, so mußten wir an jenen rudimentären Schwimmhautbildungen, die auch an der Vorderpfote nachweisbar sind (vgl. *Ecker-Wiedersheim-Gaupp*), Gefäße zu finden trachten, um Änderungen der Zirkulation gegenüber der operierten Seite feststellen zu können.

Die Pupillenveränderungen, deren Nichtbeobachtung uns *Kahn* zum Vorwurf gemacht hat, wurden aus dem Grunde nicht registriert, weil sie über das Vorhandensein oder Fehlen der sympathischen Innervation der Extremität nichts aussagen können. Das Auftreten von Miosis auf der Seite der Operation beweist ja nur, wie ich in einer Erwiderung auf *Kahns* Kritik ausgeführt habe, daß die zum M. dilatator pupillae ziehenden Fasern an irgendeiner Stelle zwischen Zentralnervensystem und Erfolgsorgan durchtrennt worden sind; ob dies an jener Stelle erfolgte, wo die sympathischen Fasern für das Auge mit den die Extremität versorgenden gemeinsam verlaufen, oder weiter peripherwärts, kann durch die bloße Beobachtung der Verengerung der gleichseitigen Pupille nicht entschieden werden.

Bei 12 Tieren konnte die Operation als gelungen betrachtet werden. Bei keinem derselben wurden nach der Erholung aus der Narkose irgendwelche Differenzen in der tonischen Contractur der Armmuskulatur beider Seiten festgestellt, sobald der Klammerreflex wieder ausgelöst worden war. In einigen Fällen konnte allerdings dieser Reflex sofort nach der Operation nicht wieder hervorgerufen werden. Dieses vorübergehende Erlöschen der Reflexerregbarkeit betraf aber beide Seiten zugleich; durch Injektion einer Aufschwemmung von Testikelsubstanz nach *Steinach* gelang es in diesen Fällen prompt, die Reflexerregbarkeit wieder herzustellen, wobei sich wieder keine Seitendifferenzen nachweisen ließen.

Bei der Prüfung der operierten Tiere begnügten wir uns nicht mit der Beobachtung, daß sie, auf den Weibchen sitzend, dieselben umklammert halten konnten, ohne daß sich ein Unterschied gegenüber normalen umklammernden Tieren feststellen ließ, sondern es schien auch notwendig, die Stärke der tonischen Contractur der operierten Seite mit der gesunden zu vergleichen. Zu diesem Zwecke wurde das operierte Männchen, nachdem es einmal auf dem von ihm umklammerten Weibchen saß, an den Beinen gefaßt und in die Höhe gehalten; es zeigte sich, daß es mit seinen beiden vorderen Extremitäten in gleicher Weise das angehängte Weibchen für längere Zeit zu tragen vermochte, ohne daß sich die Contractur auf der operierten Seite früher löste als auf der gesunden. *Kahn* hat gegenüber dieser Prüfung den Einwand erhoben, daß damit nur die tetanische und nicht die tonische Komponente des Klammerreflexes ausgelöst werde. Daran ist soviel richtig (vgl. die oben erwähnte Erwiderung), daß im Moment der Zustandsänderung, während das Froschmännchen an den Beinen ergriffen und aufgehängt wird, wohl reflektorisch eine tetanische Verkürzung der Armmuskulatur durch die plötzliche Gewichtsänderung hervorgerufen wird. Diesen Augenblick betrafen aber gar nicht unsere Untersuchungen; es handelte sich vielmehr um den nun folgenden Dauerzustand, während dessen das Männchen an den Beinen unverändert gehalten wurde. Hier wirkte nun an der Vorderarmmuskulatur eine konstante Dauerbelastung und die Beobachtung, daß während dieses Teiles des Experiments die Muskulatur der operierten Seite sich nicht als schwächer erwies als die der gesunden, gestattet wohl die Folgerung, daß die tonische Komponente des Umklammerungsreflexes nach der Sympathicusexstirpation nicht nur wieder auslösbar war, sondern in gleicher Stärke erhalten blieb wie vor der Operation. Ähnliches gilt von dem Versuch, einen Keil zwischen dem Weibchen und dem darauf sitzenden Männchen einzuschieben. Im Moment des Einschiebens des Keiles wurden gewiß tetanische Kontraktionen ausgelöst. Solange aber derselbe ruhig liegen blieb, hatte die Klammermuskulatur einem konstanten Zug Widerstand zu leisten, sie befand sich nun in einem neuen Zustand der Dauerverkürzung, der „Sperrung", wobei wieder Differenzen zwischen operierter und gesunder Seite vermißt wurden.

Die Anstellung von Versuchen, welche über die Stärke der tonischen Contractur nach Sympathicusexstirpation orientieren sollten, schien wichtig, um den Einwand auszuschließen, daß der efferente Schenkel des Klammerreflexes vielleicht über das Axon der Vorderhornzelle *und* über den Grenzstrang verlaufe. Erst durch den Nachweis, daß nach der genannten Operation der Umklammerungsreflex nicht nur auslösbar war und ebenso lang bei den ruhig sitzenden Tieren erhalten blieb als bei gesunden, sondern daß auch die Stärke der tonischen Verkürzung nach der Operation nicht abgenommen hatte, kann ausgeschlossen werden, daß über den Grenzstrang verlaufende Impulse am Zustandekommen der Contractur beteiligt sind.

Dieser letztere Einwand, der nur durch Untersuchung des Verhaltens einseitig operierter Tiere gegenüber Dauerbelastung ausgeschlossen werden kann, ließe sich gegen die gleichzeitig mit unserer Mitteilung erschienene Arbeit von *Kahn* erheben. Der Autor begnügt sich mit der Beobachtung, daß die Männchen von Rana fusca nach ein- und doppelseitiger Ausrottung der Pars brachialis des Sympathicus einer dauernden Umklammerung ebenso fähig sind wie normale Tiere und mit der Feststellung, daß doppelseitig operierte Tiere „die Verstärkung der Umklammerung bei Lösungsversuchen" zeigten. Ob er auch die Stärke der Contractur bei einseitig operierten Tieren auf beiden Seiten miteinander verglichen hat, darüber findet sich in seiner Arbeit keine Bemerkung. Auch verlor ein Teil der von ihm operierten Tiere im Verlauf der ersten Tage nach der Sympathicusexstirpation „den künstlich auslösbaren Ergreif- und Haltereflex der Finger, sowie die ‚Lust' zur Umklammerung; sie saßen fortab neben dem Weibchen, ohne sich im mindesten um diese zu kümmern". Der Autor vermutet zwar, daß es in diesen Fällen zu einer Läsion der Spinalnerven gekommen sei, ohne aber hierfür den Beweis zu erbringen. Dennoch kommt er, ähnlich wie wir, zu der Schlußfolgerung, daß die die Innervation der Umklammerungsmuskeln besorgenden Nervenfasern direkt ohne Beteiligung sympathischer nervöser Elemente verlaufen.

Wir sehen also, daß eine anscheinend stromlose Dauerverkürzung auch nach Ausschaltung der sympathischen Innervation einer Extremität in gleicher Stärke wie vor der Operation erhalten bleiben kann. Daß ähnliche Verhältnisse auch für den Säuger gelten, zeigen die Beobachtungen von *Liljestrand* und *Magnus*, daß die Tetanusstarre, also ähnlich wie der Klammerreflex ein anscheinend stromloser Zustand von Dauerverkürzung (vgl. Kapitel III), im Triceps einer vergifteten Katze auch nach Exstirpation des Ganglion stellatum bestehen bleibt.

Auch die neuesten Untersuchungen von *Maumary* scheinen mir keine genügende Beweiskraft im Sinne der *de Boer*schen Theorie zu besitzen. Der Autor fand nach einseitiger Durchschneidung der Rami communicantes zum Plexus ischiadicus Herabsetzung der Kraft des Hinterbeines auf der operierten Seite, bei Labyrinthexstirpation und Sympathicusdurchschneidung auf der gleichen Seite beiderseitige Herabsetzung der Muskelkraft, bei Kombination der Labyrinthexstirpation mit kontralateraler Sympathicusdurchschneidung die durch Labyrinthexstirpation gesetzte Kraftlosigkeit im kontralateralen Hinterbein durch die folgende Sympathicusdurchschneidung noch verstärkt. Es fragt sich aber, ob die von *Maumary* angewendete Methode uns überhaupt über den Muskeltonus einen Aufschluß gibt. Was er mißt, ist die Kraft, welche das vertikal hängende Tier beim Versuche, sich zu befreien, einem an den Füßen wirkenden Zug entgegenzusetzen vermag. In welcher Beziehung aber der maximale Kraftaufwand bei willkürlicher Innervation zu der Dauerverkürzung des willkürlich nicht innervierten Muskels steht, müßte erst untersucht werden, bevor aus dieser Kraft überhaupt Schlüsse auf den Ruhetonus gezogen werden.

Wenn wir demnach dazu gelangen, daß die Innervation des Muskeltonus in der Hauptsache nicht den Grenzstrang passiert, so ist damit natürlich noch nicht gesagt, daß die Dauerinnervation, welche den willkürlich nicht innervierten Muskel trifft, überhaupt nichts mit dem Grenzstrang zu tun habe. Man muß daran denken, daß der dauernde Einfluß des Nervensystems auf den Stoffwechsel ruhender Muskeln, der „chemische Tonus" im Sinne von *Zuntz* und *Röhrig*, zum Teil wenigstens durch sympathische Innervationen bedingt wird.

Mansfeld und *Lukács* fanden nun tatsächlich, daß der respiratorische Stoffwechsel curarisierter Hunde eine Abnahme erfährt, wenn man die Muskeln der unteren Extremitäten entnervt. Sie schließen daraus, daß ein chemischer Tonus der quergestreiften Muskulatur vorhanden sei und daß dieser von solchen Nerven vermittelt werde, die mittels Curare nicht gelähmt werden. Sie meinen, daß dies sympathische Nerven seien, da die Ischiadicusdurchschneidung nicht mehr von einer Abnahme der Oxydation gefolgt war, wenn vorher der Bauchstrang des Sympathicus exstirpiert worden war. *Dusser de Barenne* wendete aber mit Recht ein, daß *Mansfeld* und *Lukács* bei ihren Versuchen auch die vasomotorischen Nerven mit durchschnitten haben und daß schon durch die dadurch bedingten Zirkulationsänderungen das Absinken des Stoffwechsels bedingt sein kann. Tatsächlich haben neuere Untersuchungen von *Nakamura* die Resultate von *Mansfeld* und *Lukács* nicht bestätigen können, so daß auch heute noch die Anschauung von *O. Frank* und *Voit* aufrecht erhalten werden muß, welche einen vom Nervensystem abhängigen „chemischen Tonus" des Muskels leugnen.

c) Die Hypothese der parasympathischen Innervation des Skelettmuskeltonus.

Mit der Ablehnung der *de Boer*schen Theorie gewinnt die zweite Möglichkeit an Interesse, daß nämlich die statische Innervation des Muskels durch parasympathische Fasern besorgt wird, die das Rückenmark längs der hinteren Wurzeln verlassen. *E. Frank* hat im Sinne dieser Hypothese eine Reihe von Argumenten angeführt. Er meint, daß die nach Hinterwurzeldurchschneidung zu beobachtende Abnahme des Tonus nicht bloß auf die Unterbrechung des afferenten Schenkels des spinalen Reflexbogens, sondern auch auf eine Aufhebung der vom Zentrum kommenden Erregungen zurückzuführen sei, da es sich nach *Sherrington* bei allen echten Reflexen um zentral vorgebildete Koordinationen handle, die auch nach Durchtrennung der afferenten Verbindungen sich hervorbringen lassen, während es angeblich nicht gelingt, nach Durchschneidung der propriozeptiven Nerven die Tetanus- und Enthirnungsstarre hervorzurufen.

Hierzu ist allerdings zu bemerken, daß *H. Meyer* und *Fröhlich* auch nach Durchschneidung sämtlicher Hinterwurzeln von L II abwärts bei

Injektion sehr großer Mengen von Tetanustoxin oder bei intraspinaler Injektion des Giftes die Starre erzielen konnten. Was die Enthirnungsstarre anlangt, so zeigte *G. Brown*, daß das Erhaltenbleiben der Hinterwurzeln für das Zustandekommen der Enthirnungsstarre nur insofern wesentlich ist, als durch das Fehlen der zuführenden Impulse die normalen Erregungen für jene Mittelhirnzentren, welche die Starre auslösen, fehlen. Er konnte aber noch einige Monate nach Durchschneidung der hinteren Wurzeln die Reaktionen der Enthirnungsstarre auslösen, wenn er die fehlenden afferenten Impulse durch die direkte Mittelhirnreizung ersetzte. Für die Enthirnungsstarre ist demnach ebenfalls nicht anzunehmen, daß die vom Hirnstamm ausgehenden Impulse den Muskel durch efferente Hinterwurzelfasern erreichen.

Als einen weiteren Beweis seiner Hypothese führte *Frank* an, daß intramuskuläre Novocaininjektionen in Dosen, welche willkürliche Bewegungen unverändert lassen und die Reizschwelle bei indirekter oder direkter elektrischer Reizung nicht alterieren, das Physostigminzucken zum Verschwinden bringen. Das Novocain wirkt also am Muskel dem erregenden Effekt eines Parasympathicus-Giftes, wie des Physostigmins, in Dosen antagonistisch, welche anscheinend die motorischen Nervenendigungen nicht schädigen. Diese Wirkung tritt ferner noch auf, wenn jeder Weg über das Rückenmark, jeder reflektorische Vorgang unmöglich geworden ist, woraus er schließt, daß das Novocain durch Lähmung von Endigungen der hinteren Wurzeln im Muskel den Erregungsstrom ausschaltet, welchen diese dem Muskel zusenden, mit anderen Worten, daß die sensiblen afferenten Nerven gleichzeitig efferente, parasympathische motorische sind. Es erübrigt sich, auf die Stichhaltigkeit dieses Arguments, gegen das sich schon *H. Meyer* gewendet hat, näher einzugehen, da neuerlich *Frank* selbst in Gemeinschaft mit *Katz* beobachtete, daß bei Fröschen mit doppelseitig degenerierten Armnerven Nicotin eine Contractur auszulösen vermag, welche durch Cocain wieder gelöst wird; er schließt daraus, ähnlich wie *Weiler, Schmiedeberg, Rießer* und *Neuschloß, Schüller, de Boer*, daß der Angriffspunkt des Cocains kein neuraler sei, sondern im Erfolgsorgan selbst, wahrscheinlich in der rezeptiven Substanz von *Langley* gesucht werden müsse, und nimmt darum selbst die Schlußfolgerung zurück, daß die tonusherabsetzende Wirkung des Novocains durch Blockierung der zum Muskel strebenden Impulse, welche längs der Hinterwurzeln austreten sollen, bewirkt wird.

Ebensowenig wie aus der Cocainwirkung lassen sich meines Erachtens aus dem Einfluß der Pharmaca des vegetativen Nervensystems sichere Schlüsse über die Art der die tonische Innervation besorgenden Fasern ziehen. Für die Physostigmincontractur zeigten schon *Edmunds* und *Roth* am Hühnchen, daß die tonische Contractur durch dieses Gift auch nach Degeneration der Nervenendigungen eintritt, also jedenfalls durch eine direkte Muskelwirkung zustande kommt, und auch *Frank* und seine Mitarbeiter vertreten neuerdings die Anschauung, daß Physostigmin, Pilocarpin, Scopolamin, Atropin an einem trophisch zum Erfolgsorgan gehörenden Substrat angreifen, das wahrscheinlich der rezeptiven Substanz von *Langley* entspricht. Ähnlich nehmen auch *Rießer* und *Neuschlosz* für die von ihnen am Froschmuskel studierte Acetylcholincontractur eine Wirkung auf die rezeptive Substanz an[1]). Aus der Wirkung dieser Pharmaca kann man daher bloß folgern, daß die „myoneural junction" eine besondere Affinität zu diesen Pharmaca besitze, damit ist aber noch keineswegs gesagt, daß tatsächlich parasympathische oder sympathische Nerven an den Muskel herantreten. *Schäffer*, der die fördernde Wirkung von Pilocarpin und Physostigmin, die hemmende Wirkung von Atropin und Adrenalin auf den als *Tiegel*sche Contractur bekannten Verkürzungsrückstand feststellte, bemerkte ganz mit Recht, aus der pharmakologischen Reaktion „den Schluß zu ziehen, daß tatsächlich sympathische und parasympathische Nerven im Muskel ihr Ende finden, scheint zunächst nicht berechtigt". Wenn *Schäffer* dann allerdings noch weiter geht und mit Rücksicht auf den Nachweis markloser Nervenfasern im Muskel die Existenz sympathischer und parasympathischer Nervenendigungen für außerordentlich wahrscheinlich hält, so vermag ich ihm allerdings hier nicht mehr zu folgen. Wissen wir ja, daß die rezeptive Substanz nicht nur von den spezifischen Giften des vegetativen Nervensystems, wie vom Acetylcholin oder Nicotin, sondern auch von anderen erregt werden kann. So zeigte *Langley*, daß NaCNS eine ähnliche Contractur hervorzurufen vermag wie das Nicotin, aus den Untersuchungen von *Rießer* und *Neuschlosz* ergibt sich ferner, daß auch Kalium eine Erregungscontractur durch Wirkung auf die rezeptive Substanz erzeugen kann, daß Atropin und Novocain am Muskel nicht nur gegen die Pharmaca des vegetativen Nervensystems antagonistisch wirken, sondern auch die typische Veratrincontractur aufzuheben vermögen. Ein Schluß aus dem Studium der Giftwirkungen auf die normale Innervation des Muskeltonus erscheint mir daher nicht gerechtfertigt.

Für die Frage der Innervation viel bemerkenswerter ist die Tatsache, daß bei vollständiger Degeneration des Nervus hypoglossus träge Bewegungen der Zunge nach Reizung des Nervus lingualis erzielt wurden (*Vulpian* und *Philippeaux, Cyon, Heidenhain*). Ähnlich haben die Versuche *Sherringtons* gezeigt, daß trotz Degeneration der aus den Vorderwurzeln stammenden Fasern des Nervus ischiadicus durch starke

---

[1]) Die neuesten Untersuchungen von *Frank* und seinen Mitarbeitern zeigen, daß auch die quergestreifte Muskulatur des Säugers nach Aufhebung der motorischen Innervation, also im Stadium der Degeneration auf intravenöse Acetylcholininjektion in Contractur gerät.

faradische Reizung dieses Nerven die pseudomotorische Reaktion an der Fußmuskulatur erzielt wurde, womit auch neuere Versuche von *Rijnberk* in Einklang stehen. *H. Meyer* macht aber mit Recht darauf aufmerksam, daß eine Contractur der Gesichtsmuskulatur bei degeneriertem N. facialis nicht nur nach Reizung des Nervus lingualis, sondern auch auf Reizung der aus den Vorderwurzeln stammenden Fasern der Ansa Vieussenii beobachtet wurde (*Rogowicz*). Vielleicht erscheinen diese Tatsachen weniger unverständlich, wenn wir uns daran erinnern, daß all die Nerven, von welchen aus die pseudomotorische Reaktion erzielt wurde, Vasomotoren für die betreffende Region enthalten und daß schon die älteren Befunde von *Brehmer*, welche *Boeke* neuerdings bestätigte, darauf hinweisen, daß die akzessorischen Nervenfasern und Endösen mit dem Nervenplexus, welcher die Gefäße umspinnt, in Verbindung stehen. Es könnte sich also bei der pseudomotorischen Contractur um eine Erregung des Muskels durch Impulse handeln, die längs der Vasomotoren zu den akzessorischen Endigungen gelangen, ohne daß diese abnormen, nur durch starke faradische Reizung auslösbaren Erregungen etwas mit der normalen sympathischen oder parasympathischen Innervation des Muskeltonus zu tun haben.

Eine experimentelle Prüfung der Richtigkeit der *Frank*schen Hypothese stößt dadurch auf Schwierigkeiten, daß mit der Durchschneidung der Hinterwurzeln schon durch die Unterbrechung der zentripetalen Erregungen der Tonus der gleichseitigen Extremität weitgehend herabgesetzt wird, da die Zahl der die Mittellinie überschreitenden Kollateralen der Hinterwurzeln zu den Zentren efferenter Fasern zu gering ist, damit bei einseitiger Durchschneidung von den erhaltenen Hinterwurzeln her der Tonus der Extremität auf der Seite der Wurzeldurchschneidung in gleicher Stärke aufrechterhalten wird wie auf der Gegenseite. Diese Schwierigkeit suchte ich dadurch zu umgehen, daß ich an beiden hinteren Extremitäten den durch propriozeptive Impulse bedingten Tonus durch doppelseitige Durchschneidung der den Plexus lumbosacralis bildenden Hinterwurzeln ausschaltete und nun untersuchte, ob nach diesem Eingriff supranucleäre Zentren noch den Tonus der Extremitäten zu beeinflussen vermögen. Hierzu wurde die beiderseitige Hinterwurzeldurchschneidung mit der einseitigen (stets rechtsseitigen) Exstirpation des Labyrinthes kombiniert, und zwar wurde an weiblichen Esculenten sowohl die Labyrinthexstirpation der Hinterwurzeldurchschneidung vorausgeschickt, als auch die umgekehrte Reihenfolge eingehalten. Wenn der Einfluß des Labyrinthes auf die Körpermuskulatur den Weg über die hinteren Wurzeln nimmt, nachdem die Impulse vom *Deiter*schen Kern das Rückenmark erreicht haben, so müßten die Verschiedenheiten in der Stellung der hinteren Extremitäten, die man sonst nach einseitiger Labyrinthexstirpation beobachtet, ausbleiben.

Über die Technik der Labyrinthexstirpation ist ebenso wie über die Methodik der Hinterwurzeldurchschneidung angesichts der genauen Vorschriften, die *Ewald* über die erstere Operation gibt, und der allgemein geübten Anwendung der Hinterwurzeldurchschneidung wohl nicht viel zu bemerken. Die Durchtrennung der hinteren Wurzeln gelingt am allersichersten unter Schonung der vorderen, wenn man die hinteren bis an ihre Eintrittsstelle ins Rückenmark verfolgt und knapp distal von dieser durchschneidet, da an dieser Stelle die Entfernung der hinteren von den vorderen Wurzeln am größten ist. Bei 10 Tieren konnte bei nachträglicher anatomischer Untersuchung der Eingriff als gelungen betrachtet werden. An dem mit seinen Wurzeln herausgeschnittenen Rückenmark läßt sich die Kontrolle der Wurzeldurchschneidung am leichtesten ausführen, wenn man das Präparat in einem mit Wasser gefüllten Uhrschälchen flottieren läßt.

Von den nach diesen Eingriffen zu beobachtenden Erscheinungen braucht das Bild der alleinigen doppelseitigen Hinterwurzeldurchschneidung wohl nicht nochmals näher beschrieben zu werden. Ich verweise nur auf die eingehenden Schilderungen *Bickels*, *Herings*, *Merzbachers* u. a. Für unsere Fragestellung ist hier nur so viel von Wichtigkeit, daß die Tiere bei Rückkehr in die Ruhelage nach einem Sprung, Umdrehen aus der Rückenlage oder auch beim bloßen Innehalten in der durch alternierendes Vorschieben der hinteren Extremitäten zustande kommenden Kriechbewegung die beiden hinteren Extremitäten wohl eine Zeitlang in verschiedener Stellung halten können, die eine etwas stärker an den Rumpf herangezogen als die andere, daß aber keinerlei Konstanz in den Seitendifferenzen festzustellen ist. Eine Bevorzugung einer bestimmten Lage einer hinteren Extremität gegenüber der anderen ist nicht wahrzunehmen.

Die Asymmetrie der Haltung aber ist es, welche das Tier nach isolierter einseitiger Labyrinthausräumung kennzeichnet. Die Rotation des Rumpfes um seine Längsachse derart, daß das linke Auge des in Bauchlage befindlichen Tieres weiter vom Boden absteht und eine geringere Drehung um die anteroposteriore Achse, so daß dieses Auge etwas mehr nach vorne gewendet ist als das rechte, die Neigung der rechten Extremitäten zur Adduction an den Rumpf und zur Beugung in allen Gelenken, die Tendenz der linken Extremitäten zur Abduction und Streckung charakterisieren die Ruheeinstellung des Tieres (vgl. *Ewald*). An den hinteren Extremitäten wird diese Tendenz, wie auch schon *Ewald* betont, besonders deutlich, wenn das Tier mehrmals veranlaßt wurde, sich aus der Rückenlage in die Bauchlage umzudrehen.

Was die Bewegungsstörungen nach diesem Eingriff anlangt, so fällt die Analyse aller ihrer Komponenten und der zahlreichen, zu ihrer Erklärung aufgestellten Theorien (vgl. Zusammenstellung bei *Rothfeld*) außerhalb unserer Betrachtung. Es sei nur betont, daß die durch die Labyrinthzerstörung bedingte Haltungsänderung zum Teil wenigstens auch beim Zustandekommen der Bewegungsstörung mitwirkt; sieht man ja beispielsweise beim Umdrehen des Tieres aus der Rücken- in die Bauchlage, wie immer wieder die Tendenz des linken Beines zur Streckung den Typus der Bewegung beherrscht. Wenn also auch die Bedeutung der Störungen der räumlichen Orientierung beim Zustandekommen der Bewegungsanomalien nicht unterschätzt werden soll, so scheint doch die (besonders während der Ruhe zum Ausdruck kommende) Haltungsänderung der Skelettmuskulatur auch den Typus der Bewegung mit zu beeinflussen. Die Tonusänderung bildet wenigstens einen der Faktoren der Bewegungsstörung.

Wir sehen also nach der einseitigen Labyrinthausräumung typische Anomalien in der Haltung der Skeletteile, in der Dauerverkürzung der ruhenden Muskeln auftreten. Wir können demnach die nach einseitiger Labyrinthausräumung zu beobachtenden Seitendifferenzen als Ausdruck einer Änderung des Skelettmuskeltonus betrachten und das Bild, welches durch die kombinierte einseitige Labyrinthzerstörung und doppelseitige Hinterwurzeldurchschneidung erzeugt wird, zum Studium der eingangs gestellten Frage nach dem Verlauf der vom Zentralnervensystem zur Muskulatur gelangenden tonischen Innervation heranziehen (Abb. 1 u. 2). In diesem Bild kehrt die Asymmetrie der Haltung, die nach isolierter rechtsseitiger Labyrinthexstirpation zu beobachten war, also die Tendenz der linken Extremitäten zur Abduction und Streckstellung, wieder. Allerdings nicht mehr so regelmäßig und ausgesprochen wie früher, weil infolge der Hinterwurzeldurchschneidung die rechtsseitige hintere Extremität nicht mehr regelmäßig und prompt an den Körper herangezogen wird, nachdem sie aktiv oder passiv vom Leibe entfernt wurde, sondern längere Zeit in der ihr erteilten Lage in mehr oder minder regelloser Abductionsstellung verbleiben kann. Aber es läßt sich doch deutlich nachweisen, vor allem wenn das Tier in Rückenlage gebracht wurde und einige vergebliche Versuche, sich umzudrehen, gemacht hat, daß insbesondere das linksseitige Knie- und Fußgelenk immer wieder einen viel stumpferen Winkel bildet als das entsprechende Gelenk der Gegenseite. Auch wenn das Tier sich schließlich doch wieder in die Bauchlage gedreht hat oder passiv mehrmals abwechselnd in Rücken- und Bauchlage versetzt wurde, zeigt sich deutlich der Gegensatz in der Stellung der beiden hinteren Extremitäten. Im Hüftgelenk ist die Differenz am wenigsten verwertbar, weil durch die Drehung des Rumpfes dieser mit dem Oberschenkel der rechten Seite einen spitzeren Winkel bildet als mit dem der Gegenseite. Dagegen ist die Neigung des rechtsseitigen Knie- und Fußgelenkes zu stärkerer Beugung, als an den entsprechenden kontralateralen Gelenken zu beobachten ist, unabhängig von der Rumpflage.

Bei Durchsicht der Literatur finde ich eine Bestätigung dieser Beobachtungen bei *Bickel*, der ebenfalls kombinierte Hinterwurzeldurchschneidung und Labyrinthexstirpation studierte. Wenn seine Untersuchungen sich auch vorwiegend auf die Störungen der Bewegungsregulation bezogen, die bei diesen Eingriffen auftraten, so finden sich doch auch bei ihm schon Angaben darüber, daß in den asensibeln hinteren Extremitäten die Erscheinungen der einseitigen Labyrinthexstirpation zu erzielen waren. Er beschreibt beispielsweise, daß Tiere, bei

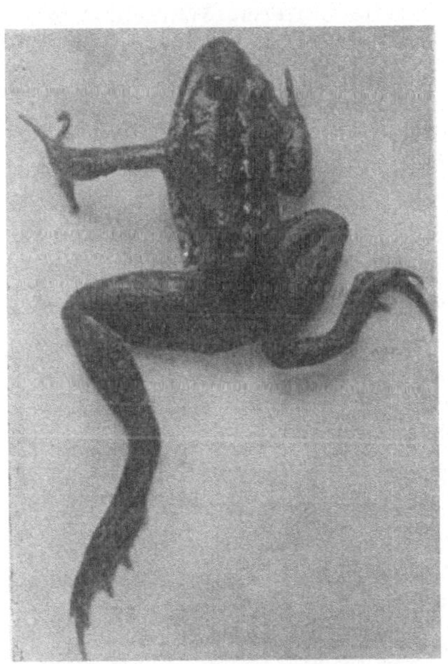

Abb. 1. Rechtsseitige Labyrinthexstirpation, kombiniert mit beiderseitiger Deafferentiation der hinteren Extremitäten.

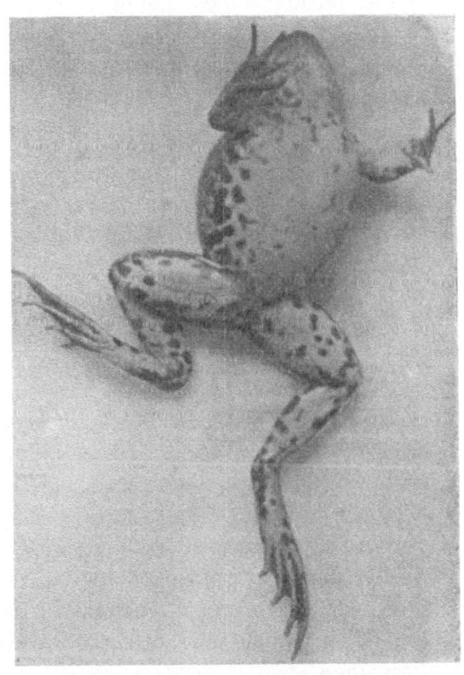

Abb. 2. Rechtsseitige Labyrinthexstirpation, kombiniert mit doppelseitiger Durchschneidung der hinteren Wurzeln des Plexus lumbosacralis.

welchen linksseitige Labyrinthexstirpation und beiderseitige Hinterwurzeldurchschneidung vorgenommen worden war, beim ruhigen Sitzen im seichten Wasser das linke Bein mehr an den Körper herangezogen hielten als das rechte.

Es ergibt sich also, daß die charakteristischen Differenzen der Haltung, welche durch die einseitige Labyrinthausräumung erzeugt werden, bei Kombination dieses Eingriffes mit Durchschneidung der hinteren Wurzeln des Plexus lumbosacralis bestehen bleiben[1]). Damit steht in

---

[1]) Man könnte vielleicht die Versuche von *Emanuel* als Gegenargument anführen. *Emanuel* fand, daß die Beine eines vertikal hängenden Frosches, wenn

Einklang, daß *Magnus* und *de Kleijn* die durch veränderte Kopfstellung bedingten tonischen Reflexe bei decerebrierten Katzen auch nach Durchschneidung der Hinterwurzeln von C_5 bis Th_2 an der entsprechenden Extremität nachweisen konnten und daß in den Versuchen von *Trendelenburg* auch die doppelseitig asensibeln Flügel von Tauben noch von anderen Körperteilen her Impulse erhielten, die einen gewissen Tonus bedingten. *Merzbacher* beschreibt sogar, daß beim Hunde der Schwanz nach beiderseitiger Abtragung seiner sensibeln Wurzeln keine Veränderung seines Tonus zeigte. Wir müssen darum die Hypothese *Franks* ablehnen, daß die tonische Innervation der Skelettmuskulatur durch Fasern besorgt wird, welche durch die hinteren Wurzeln austreten.

Zusammenfassung.

Die Hypothese der doppelten Innervation, die Vorstellung, daß die statische Innervation durch besondere, von den motorischen Endigungen unabhängige Fasern vermittelt werden, hat zwar durch die Befunde *Boekes* ein morphologisches Substrat gefunden, der experimentelle Nachweis aber, daß die „akzessorischen Fasern und Endigungen" tatsächlich den Weg der tonischen Innervation darstellen, muß vorderhand als gescheitert betrachtet werden. Weder die Annahme, daß der Tonus der Skelettmuskulatur durch Fasern aufrechterhalten wird, welche über den Grenzstrang verlaufen, noch die Hypothese, daß efferente Hinterwurzelfasern den Weg der statischen Innervation darstellen, konnte bisher einwandfrei experimentell erwiesen werden. Wir müssen daher per exclusionem zur Vorstellung gelangen, daß statische und kinetische Innervation durch dieselben Fasern besorgt werden, nämlich durch Axone der Vorderhornzellen. An den Vorderhornzellen müssen sowohl jene zentralen Mechanismen angreifen, welche der Fortbewegung dienen, als auch jene, welche die Haltung der Skelettmuskulatur beherrschen.

---

man auf sie einen plötzlichen Zug ausübt, am toten Tier eine um die Abszisse pendelnde, schnell verklingende Kurve geben (Leichenkurve), während am normalen Tier die Kurve auch zunächst unter die Abszisse sinkt, dann aber dauernd oberhalb derselben bleibt (Tonuskurve). Nach Entfernung der Labyrinthe geht die Tonuskurve in die Leichenkurve über, die Tonuskurve wird also durch Innervationen, welche von den Labyrinthen zur Muskulatur gehen, bedingt. Durchschneidung der sensibeln Wurzeln der hinteren Extremitäten ergibt nun auch bei intakten Labyrinthen die Leichenkurve. Hieraus aber zu schließen, daß die efferenten Fasern, welche den Tonus der Extremitäten bedingen, durch die hinteren Wurzeln austreten, wäre verfehlt. Denn der Reiz, der zur Entstehung der Tonuskurve führt, kommt durch das plötzliche Strecken der Beine zustande, so daß natürlich nach Durchtrennung der von den Beinen kommenden afferenten Fasern die Tonuskurve nicht mehr entstehen kann.

Kapitel III.

Energetik und Mechanismus der Dauerverkürzung.

a) Der Energieumsatz.

Die Abgrenzung der tonischen Verkürzung als einer besonderen Form der Kontraktion findet ihre Berechtigung vor allem in den Eigentümlichkeiten des Energieumsatzes, welche sie darbietet, Besonderheiten, die sich in erster Linie beim Studium der Dauerverkürzung glatter Muskeln zeigten. *Bethe* konnte an Aplysia zeigen, daß durch Exstirpation des Zentralnervensystems der Tonus des gesamten Hautmuskelschlauches derart steigt, daß der Innendruck der Leibeshöhle das Dreifache des normalen Drucks erreicht und daß dieser Druck unverändert bestehen bleibt, selbst wenn das Tier zehn Tage ohne Nahrungsaufnahme bleibt. *Parnas* belastete den Schließmuskel verschiedener Muscheln stundenlang, so daß auf den glatten Muskel von 0,3 qcm Querschnitt ein Zug von 3 kg entfiel. Der respiratorische Stoffwechsel war weder während der Belastung, noch in den darauf folgenden Perioden gegenüber der Ruhe erhöht. Der gesamte Stoffwechsel der so belasteten Muschel war so gering, daß jener Teil, der bestenfalls dem glatten Muskel zukam, 50 000 mal kleiner war als die Erhöhung des Stoffwechselumsatzes eines quergestreiften Muskels, der die gleiche Last zu tragen hat. In ähnlicher Weise ergab sich aus weiteren Versuchen von *Bethe*, daß stark belastete Teichmuscheln, die 24—25 Tage ohne Nahrung gelassen waren, nicht mehr an Lebendgewicht und Trockengehalt verloren als gering belastete Tiere unter denselben Versuchsbedingungen. Auch zeigte sich der Sauerstoffverbrauch von Aplysien bei höherer Muskelspannung im Dauertonus gegenüber Tieren mit geringer Muskelspannung nicht im geringsten erhöht. Ferner berechnete *Bethe*, daß die Muskulatur der Arterien des Menschen $\frac{1}{6}-\frac{1}{4}$ des gesamten Ruheumsatzes erfordern würde, wenn sie zur Aufrechterhaltung der Spannung desselben Stoffumsatzes bedürfte wie die quergestreifte Muskulatur, ein nach *Bethe* vollkommen unmögliches Verhältnis. Allerdings gibt es auch Fälle, wo bei Erhöhung der tonischen Spannung eine Erhöhung des Gaswechsels gemessen wurde, wie *Cohnheim* und *Uexküll* an der Rüsselmuskulatur von Sipunculus und beim Blutegel zeigten.

Diese Fähigkeit der Dauerverkürzung ohne meßbaren Energieverbrauch ist aber nicht nur eine Eigenschaft der langsam reagierenden glatten Muskulatur; selbst die exquisit rasch zuckende Insektenmuskulatur vermag Zustände von Dauerverkürzung zu zeigen, welche anscheinend ohne Stoffwechselumsatz einhergehen. So konnte *Buddenbrock* bei der Stabheuschrecke (Dyxippus) nachweisen, daß sowohl jener kataleptische Zustand, in dem das Tier tagelang liegen bleibt, als auch der „Starre-Stand", in dem das auf 40° erwärmte Tier stundenlang seinen Körper 1—2 cm über dem Boden hält, ohne vermehrte Gewichtsabnahme des Tieres und ohne erhöhten Sauerstoffverbrauch einhergeht, während sich an Tieren, die umherliefen, eine 3—4fache Gewichtsabnahme gegenüber der Ruhe nachweisen ließ.

Solche Zustände von Dauerverkürzung ohne meßbaren Energieverbrauch sind aber nicht nur für die Evertebraten, sondern auch für den Säuger erwiesen. In der Tetanusstarre lehrten *H. H. Meyer* und *Fröhlich* eine Zustandsänderung des Muskels kennen, die, abgesehen von den weiter unten zu besprechenden Eigentümlichkeiten des Elektromyogramms, ohne Glykogenverbrauch einhergeht (*Ishizaka*), so daß sich in den tetanisch starren Muskeln ähnlich wie in ruhenden sogar eine Erhöhung des Glykogengehalts fand. Bei jenem merkwürdigen, von *Sherrington* beschriebenen Starrezustand, der nach Mittelhirndurchtrennung auftritt und die Extremitäten in Streckstellung fixiert, der sog. Enthirnungsstarre, untersuchte *Roaf* die CO_2-Produktion und den O_2-Verbrauch, ohne eine Vermehrung des Gaswechsels während der Starre feststellen zu können. Wenn die Starre durch Curarisierung resp. Nervendurchschneidung zum Verschwinden gebracht wurde, ließ sich kein Absinken der CO_2-Produktion resp. des Sauerstoffverbrauchs feststellen. Dagegen hatte Dekapitation resp. Rückenmarksdurchschneidung eine Abnahme des Gaswechsels zur Folge, was durch die Zirkulationsstörungen erklärt wird, welche damit gleichzeitig erzeugt werden. In Übereinstimmung mit den Befunden von *Roaf* steht die Tatsache, daß *Bayliss* auch die Wärmeproduktion in der Starre nicht vermehrt fand.

Es erscheint aber fraglich, ob die Messung des Gasstoffwechsels resp. der Wärmeproduktion des gesamten Organismus mit den gegenwärtigen Methoden einen geringgradigen Energieumsatz der Muskulatur zum Ausdruck bringt, da wir aus den Untersuchungen von *Buytendyk*, *Einthoven* wissen, daß sich mit dem Saitengalvanometer diskontinuierliche Erregungen bei der Enthirnungsstarre nachweisen lassen, also bei diesem Zustand jedenfalls ein Energieumsatz, wenn auch von geringem Umfange anzunehmen ist. Ähnlich zeigen auch die Untersuchungen von *Grafe*, der bei katatonem Stupor[1]), Tetanus, Encephalitis, Querschnittläsionen des Rückenmarks mit hochgradigen Spasmen der Beine[2]) den Sauerstoffverbrauch, die CO_2-Produktion und die Wärmebildung untersuchte, daß sich die Tonusänderungen bei diesen Erkrankungen im Gesamtstoffwechsel nicht verraten, ob-

---

[1]) Die respiratorischen Untersuchungen von *E. Schill* scheinen dagegen zu erweisen, daß die katatonen Stellungen bei Schizophrenen mit einer deutlichen Zunahme des Sauerstoffverbrauchs einhergehen.

[2]) Bei einem Mann mit hochgradiger Beugecontractur der Extremitäten infolge Hydrocephalus vermißte schon *Bornstein* nach seinen Respirationsversuchen Vermehrung des Energieumsatzes.

wohl Paralleluntersuchungen von *Hansen, Hoffmann* und *Weizsäcker* bei den untersuchten Zuständen das Vorhandensein von Aktionsströmen erwiesen.

Wenn aber auch ein absolutes Fehlen einer Steigerung der Stoffwechselvorgänge bei der tonischen Kontraktion gegenüber dem Ruhezustand nicht erwiesen ist, so geht doch aus dem vorliegenden Material so viel hervor, daß die Dauerverkürzung, insbesondere des glatten Muskels, sich von der Arbeitsleistung des Muskels durch die Geringgradigkeit des sie begleitenden Energieumsatzes auszeichnet.

b) *Der Kreatinstoffwechsel.*

Diese auffallende Tatsache, daß der Muskel gegenüber einem beträchtlichen Zug lange Zeit hindurch eine bestimmte Verkürzung aufrechterhalten kann, ohne daß merklich Energie umgesetzt wird, verliert ja an Merkwürdigkeit, wenn man bedenkt, daß äußere Arbeit im mechanischen Sinne von diesem Muskel nicht geleistet wird. Immerhin müssen aber in ihm während seiner tonischen Verkürzung Kräfte entwickelt werden, die dem durch die Belastung bedingten Zug entgegenwirken, Kräfte, die ohne meßbaren Energieverbrauch in Erscheinung treten.

Es schien daher der Gedanke bestechend, die tonische Kontraktion komme durch ganz andere Stoffwechselvorgänge zustande, als sie der Arbeitsleistung des Muskels, seiner tetanischen Verkürzung zugrunde liegen. In diesem Sinne schienen die Versuche von *Pekelharing* und *Hoogenhuyze* zu sprechen, die eine Vermehrung des Kreatins bei verschiedenen Formen von tonischer Verkürzung nachwiesen. Es erscheint notwendig, etwas näher auf die Resultate dieser Autoren einzugehen, da sie mit zu den wichtigsten Stützen für die prinzipielle Gegenüberstellung von tonischer und tetanischer Verkürzung gerechnet werden. Die eine Gruppe von Versuchen betrifft die Durchschneidung der motorischen Nerven eines Muskels. Die nach diesem Eingriff beobachtete Verminderung des Kreatingehalts läßt sich aber wohl schwerlich mit dem Tonusverlust des gelähmten Muskels allein in Zusammenhang bringen, denn, wie die Autoren selbst hervorheben, zeigte der gelähmte Muskel schon nach drei Tagen ein geringeres Gewicht als der normale. Wir wissen ferner nichts über das Verhalten des Kreatins während der Entwicklung der Degeneration des Muskels und müssen auch die Veränderungen der Zirkulation nach der Nervendurchschneidung im Auge behalten.

Wenn auch in weiteren Versuchen an Fröschen nach Ischiadicusdurchschneidung schon nach 3 Tagen weniger Kreatin in der betreffenden Muskulatur nachweisbar war, zu einem Zeitpunkte also, wo die Degeneration beim Kaltblüter noch keine nennenswerte Rolle spielt, so sind doch die durch den Eingriff gesetzten Veränderungen der Zirkulation und des Abtransportes des Kreatins zu berücksichtigen, wie die Autoren selbst zugeben müssen. Aber auch, wenn sie nach einseitiger Ischiadicusdurchschneidung und Ausschaltung der Zirkulation durch doppelseitige Ligatur des Oberschenkels auf der Seite der Durchschneidung den Kreatingehalt der Muskulatur etwas vermindert finden, so sind auch diese Versuche nicht gut verwertbar. Denn es findet sich das Gewicht des Muskels auf der Seite der Durchschneidung *erhöht*. Der naheliegende Einwand, daß die Kreatinverminderung des Muskels dieser Seite nur eine scheinbare sei, bedingt durch eine erhöhte Wasseraufnahme des Muskels nach Durchschneidung seines Nerven, wird von den Autoren zwar erwogen, es fehlt aber der tatsächliche Nachweis, daß eine solche Wasseraufnahme des Muskels nicht stattgefunden habe. Dieser Nachweis wäre aber um so wichtiger gewesen, als durch die gleichzeitige Ligatur des Oberschenkels eine erhöhte Wasseraufnahme durch den Muskel noch begünstigt wurde. Übrigens sind *Pekelharing* und *Hoogenhuyze* von dieser Versuchsreihe selbst wenig befriedigt, weil der Kreatingehalt beider Seiten niedriger war als bei normalen Fröschen, so daß anscheinend die doppelseitige Ausschaltung der Zirkulation die Kreatinzersetzung beiderseits förderte.

Was die von den Autoren untersuchten Zustände von Tonuserhöhung anlangt, so scheint die Tatsache, daß im wärmestarren und im totenstarren Muskel mehr Kreatin gefunden wurde, als normalerweise, für den Beweis eines der intravitalen tonischen Verkürzung zugrunde liegenden Kreatinstoffwechsels schon darum nicht gut verwertbar, als ja sowohl beim wärmestarren Muskel als auch im Zustand der Totenstarre nicht nur eine Vermehrung von Kreatin, sondern auch eine Anhäufung von Endprodukten des Kohlenhydratstoffwechsels, also von Milchsäure stattfindet (vergl. *Fürth*, *Winterstein* u.a.), auf welch letztere Substanz ja ziemlich allgemein das Eintreten der Starreverkürzung bezogen wird.

Eine weitere Stütze ihrer Anschauung bilden Versuche von *Pekelharing* und *Hoogenhuyze* über Starreformen, die durch Giftwirkung zustande kommen. So zeigten sie, daß in Veratrin, Nicotin, $CaCl_2$, Rhodan und Coffein getauchte Froschschenkel gegenüber den in Ringerlösung tauchenden Vergleichspräparaten nach beiderseitiger Ischiadicusreizung eine Erhöhung des Kreatingehalts aufwiesen. Doch haben *Riesser* und *Neuschlosz* gefunden, daß Coffein am Froschmuskel den Wiederaufbau des Lactacidogens hemmt, so daß es zur Milchsäureanhäufung kommt, welche das Entstehen einer Dauerverkürzung genügend erklärt. Bezüglich der Rhodanwirkung ist daran zu erinnern, daß *Fürth* eine explosive Milchsäurebildung für das Zustandekommen der Contractur verantwortlich macht, bezüglich der

Calciumsalze ist auf deren gerinnungsbefördernde Wirkung gegenüber den Eiweißkörpern des Muskelplasmas zu verweisen (*Fürth*). Für das Veratrin fanden *Riesser* und *Neuschlosz*, daß es zu einer Herabsetzung der Durchlässigkeit der Grenzschicht führt und daß wahrscheinlich die Hemmung des Säureaustritts die Ursache der verzögerten Entquellung darstellt. Für diese Giftwirkungen ist also keineswegs erwiesen, daß gerade die Kreatinbildung die Grundlage der Dauerverkürzung darstelle. Bei der Veratrincontractur hat überdies *P. Hoffmann* im Beginn der Vergiftung oscillierende Ströme nachgewiesen, so daß man diese Form der Dauerverkürzung nicht als eine einfache Änderung der Ruhelänge betrachten kann, sondern als aus Einzelzuckungen zusammengesetzt ansehen muß.

Weiter haben *Pekelharing* und *Hoogenhuyze* in der starren Streckmuskulatur decerebrierter Tiere eine Kreatinvermehrung gefunden. Es ist aber zu bemerken, daß die Autoren diese Kreatinvermehrung der starren Extremitäten dadurch feststellten, daß sie ihren Kreatingehalt mit dem der kontralateralen Pfote verglichen, welche durch Deafferentiation zur Erschlaffung gebracht war, und die Durchschneidung der hinteren Wurzeln mit Rücksicht darauf, daß die Vasodilatatoren in ihnen verlaufen sollen, nicht ohne weiteres als bedeutungslos für die Zirkulationsverhältnisse dieser Extremität und damit für den Abtransport des Kreatins aus den Muskeln betrachtet werden kann[1]). Auch muß bedacht werden, daß ja in den Muskeln, die nach Decerebration in Starre verfallen, rhythmische Aktionsstrome nachweisbar sind (*Buytendyk, Einthoven*), also auch die Enthirnungsstarre auf Tetanus der Muskulatur (im Sinne der Physiologen) zurückzuführen ist. Es entsteht damit die Frage, wie sich der Kreatinstoffwechsel des Muskels bei der Kontraktion verhält, die ja auch einen Tetanus darstellt.

Was den Kreatinstoffwechsel bei Arbeitsleistung anlangt, so konnten *Hoogenhuyze* und *Verploegh* nach Muskelarbeit bei gut ernährten Menschen keine deutliche Erhöhung der Kreatinausscheidung im Harn nachweisen. In Versuchen von *Pekelharing* zeigte sich nach einem 4stündigen Marsch keine Erhöhung der Kreatinausscheidung, dagegen war eine solche Erhöhung nach gleichlangem Stehen in strammer Haltung zu beobachten, so daß der Schluß berechtigt schien, daß bei der Haltefunktion ein ganz anderer Chemismus im Spiele sei, als bei der Arbeitsleistung des Muskels.

---

[1]) Neuerdings finden *Dusser de Barenne* und *Cohen Tervaert* (Pflügers Arch. f. d. ges. Physiol. **195**, 370. 1922), daß die Enthirnungsstarre den Kreatingehalt der quergestreiften Muskeln unverändert läßt und daß die Erhöhung des Muskelkreatins erst auftritt, wenn eine phasische Innervation auf die Enthirnungsstarre superponiert ist.

Doch stehen diesen Angaben neuere Befunde von *W. Schulz* gegenüber, der fand, daß auch die Arbeitsleistung der Muskulatur zu einer Mehrausscheidung von Kreatin führte, daß jedoch diese Mehrausscheidung von Perioden geringerer Ausscheidung als normal gefolgt war, so daß sich der Einfluß der Muskeltätigkeit nicht auf die gesamte Ausscheidung bemerkbar machte; bei Untersuchungen, die sich nur auf größere Perioden erstrecken, kann daher der Einfluß der Muskeltätigkeit auf die Kreatinausscheidung verborgen bleiben, wie dies bei den Versuchen von *Hoogenhuyze* und *Verploegh* der Fall war. In den Versuchen von *Schulz* steigerte eine halbstündige Muskelarbeit die Kreatinausscheidung auf das Doppelte, halbstündige Tonuserhöhung verursachte in derselben Periode eine Steigerung von 33,3%. Nach seinen Befunden bewirkt also eine halbstündige tonische Innervation der Muskulatur sogar eine geringere Erhöhung der Kreatinausscheidung im Harn als Freiübungen von derselben Zeitdauer. Die beobachtete Vermehrung der Kreatinausscheidung nach Arbeit ist nicht bloß auf ein passives Auspressen in die Blutbahn oder auf erhöhte Blutzufuhr während der Tätigkeit der Muskeln zurückzuführen, denn die Auspressung oder Ausschwemmung des Muskelkreatins durch die Muskeltätigkeit müßte bald ein Ende finden, während sich in seinem Versuche zeigte, daß die Erhöhung der Kreatinausscheidung anscheinend in einem bestimmten Verhältnis zur Dauer der Arbeitsleistung steht. Man müßte demnach annehmen, daß es durch die Muskelarbeit tatsächlich zu einer Erhöhung der Bildung des Muskelkreatins kommt.

So sehen wir, daß die Versuche von *Pekelharing* und *Hoogenhuyze*, obwohl sie bei den verschiedensten Arten von Tonusänderungen eine denselben gleichsinnig verlaufende Änderung des Kreatingehaltes der Muskulatur feststellten, keineswegs als beweisend für die Behauptung betrachtet werden können, daß der Muskeltonus durch einen eigenen Stoffwechselvorgang, der über die Bildung von Kreatin abläuft, zustande komme.

Aber auch die weiteren Untersuchungen, welche als Stütze für diese Anschauung herangezogen werden könnten, entbehren einer sicheren Beweiskraft. *Bürgers* Befunden höherer endogener Kreatininwerte im Harn bei Fällen von Hypertonie der Muskulatur (Kompressionsmyelitis, Hemiplegie) steht gegenüber, daß er auch bei Fällen von Hypotonie der Muskulatur eine vermehrte Kreatininausfuhr konstatierte (ein Fall von postdiphtherischer Polyneuritis, wegen gleichzeitiger regressiver Veränderungen der Muskulatur allerdings mit Vorsicht zu verwerten, weiteres ein Fall von schwerer Tabes mit hypotonischer Muskulatur). Den Arbeiten von *Hammett, Sammartino*, welche die Kreatinbildung bei Katatonie resp. Pseudosklerose erhöht fanden, stehen Befunde von *Walter* gegenüber, der bei Kranken mit Paralysis agitans mit Rigor eine Erhöhung des Kreatinins im Urin vermißte. Solche Verschiedenheiten lassen sich nicht einfach dadurch erklären, daß alle Formen von tetanischer Dauerkontraktion mit Vermehrung des Muskelkreatins, solche ohne Aktionsströme dagegen ohne Kreatinvermehrung einhergehen, denn auch bei Zuständen, bei welchen bisher keine Aktionsströme nachweisbar waren, ließ sich erhöhter Kreatingehalt (im tetanusstarren Muskel *Hartmann*, erhöhte Kreatininausfuhr im Harn bei einem Falle von Tetanusvergiftung beim Menschen *Krauss*) nachweisen, während beim Klammerreflex *Kahn* sogar eine Verminderung des Kreatingehalts der in Dauerverkürzung befindlichen Muskulatur feststellte. Aus solchen Divergenzen lassen sich natürlich Schlüsse weder für noch gegen ziehen, es läßt sich meines Erachtens daraus nur ableiten, daß Bestimmungen des Kreatingehalts im Muskel oder Kreatininbestimmungen im Harn bei erhaltener Zirkulation der betreffenden Muskeln solange für die Frage des Kreatinstoffwechsels des tonisch kontrahierten Muskels nicht verwertbar sind, als wir nicht wissen, wie die Zirkulation bei den verschiedenen Formen von Dauerverkürzung verändert ist und wie diese Veränderung einerseits die Entstehung und den Abbau des Kreatins im Muskel, andererseits den Abtransport dieser Substanz resp. ihrer Produkte aus dem Muskel beeinflußt. So hat ja auch *Kahn* daran gedacht, daß die von ihm festgestellte Kreatinverminderung der im Klammerreflex kontrahierten Muskeln vielleicht auf einer Ausschwemmung des Muskelkreatins durch eine erhöhte Zirkulation beruhe, während *Schönfeld*, der bei hypnosestarren Fröschen an den Adductoren eine Kreatinvermehrung feststellte, eine Verlangsamung des Kreislaufs in Erwägung zieht.

Die Unsicherheit, welche über die Schwankungen des Kreatingehalts des Muskels bei erhaltener Zirkulation herrscht, zwingt uns auch zu Reserve in der Deutung der interessanten Versuche von *O. Riesser*. Dieser Autor findet eine Erhöhung des Kreatingehalts des Muskels durch sympathisch erregende Gifte (Tetrahydronaphtylamin, Koffein, Adrenalin); er setzt eine Tonuserhöhung durch Sympathicuserregung voraus und führt darum die Kreatinvermehrung durch die erwähnten Pharmaka auf die Tonuserhöhung zurück. Wenn auch gezeigt wird, daß die Wirkung der beiden erstgenannten Substanzen auch eintritt, wenn durch Curare jeder motorische Impuls aufgehoben ist, daß sie dagegen ausbleibt, wenn durch Nervendurchtrennung der zentrale sympathische Impuls aufgehoben wird, so ist doch damit ein Zusammenhang der durch die Sympathicuserregung supponierten Tonuserhöhung mit der gefundenen Vermehrung des Kreatingehalts nicht erwiesen, denn *Riesser* findet selbst, daß Pikrotoxin, das bekanntlich parasympathisch angreift, keine Kreatinvermehrung, in einem Versuche sogar eine Verminderung der Kreatinmenge verursachte. Es müßte aber nach den Befunden von *Boeke*, die den Ausgangspunkt für die von *Riesser* vertretene Annahme einer autonomen Innervation des Muskeltonus darstellen, auch eine parasympathisch erregende Substanz eine Kreatinvermehrung bewirken, da ja nach *Boeke* beispielsweise die Augenmuskulatur, die Zunge parasympathisch tonisch innerviert werden soll. Man sieht also, daß die so interessanten Versuche von *Riesser*, so bestechend sie auch auf den ersten Blick für einen Zusammenhang der tonischen Verkürzung einerseits mit der autonomen Innervation, andererseits mit dem Kreatinstoffwechsel zu sprechen scheinen, beim näheren Zusehen nicht frei von Widersprüchen sind, ganz abgesehen davon, daß ja die Veränderung des Kreatingehalts der Muskulatur durch eine Substanz wie das Adrenalin auf ganz andere Weise zustande kommen kann, als durch eine Beeinflussung des Muskeltonus. Hat ja erst jüngst *Lange* gezeigt, daß Adrenalin die Durchlässigkeit der Muskelgrenzfaserschicht für ein- und austretende Stoffe herabsetzt, so daß unter dem Einfluß des Adrenalins schon eine Behinderung des Übertritts des Kreatins aus dem Muskel in die Blutbahn eine Vermehrung des Muskelkreatins zur Folge haben könnte. Auch die neuesten Befunde von *Kure* und seinen Mitarbeitern, daß Exstirpation des Halssympathicus und Entfernung der vom Ganglion coeliacum zur linken Zwerchfellhälfte ziehenden Fasern von Kreatinabnahme auf dieser Seite gefolgt seien, sind für einen Zusammenhang zwischen sympathisch innerviertem Muskeltonus und Kreatingehalt angesichts des Umstandes, daß die Autoren selbst schwere Atrophie und degenerative Veränderungen der Muskelfasern des Zwerchfells nach der Entfernung des Bauchsympathicus beobachteten, wenig beweiskräftig.

Um der Frage näherzukommen, ob tatsächlich der tonischen Verkürzung des Muskels ein besonderer Eiweißstoffwechsel zugrunde liegt, der sich in einer Vermehrung des Kreatins verrät, erscheint es geboten, jene Zustände von Dauerverkürzung, bei welchen sich ein Energieumsatz selbst mit unseren feinsten Methoden, mit der Registrierung der Muskelströme nicht nachweisen ließ, getrennt von jenen Kontraktionszuständen zu betrachten, bei welchen Aktionsströme und damit diskontinuierliche Erregungen im Muskel gezeigt wurden. Für den ersteren Fall ist ja eine Vermehrung des Kreatins gar nicht zu erwarten. Denn wer innerhalb physikalischer Gesetzmäßigkeit bleiben will und gewohnt ist, für jeden chemischen Umsatz eine entsprechende Wärmeströmung anzunehmen, dem wird eine Vermehrung des Muskelkreatins durch erhöhte Bildung dieser Substanz als Endprodukt eines Eiweißstoffwechsels bei Zuständen, die ohne meßbare Stoffwechselsteigerung einhergehen sollen, wohl ausgeschlossen erscheinen. *Riesser* hat diese Schwierigkeit auch wohl erkannt und sucht ihr damit zu begegnen, daß er meint, daß der Mangel eines nachweisbaren Energieumsatzes die Höhe der tonischen Kontraktion betrifft, daß diese als statischer Ruhezustand verläuft, daß dagegen die „Tonusschwankung" mit Energieverbrauch verbunden ist.

Die Möglichkeit, daß eine vermehrte Bildung von Kreatin der tonischen Verkürzung zugrunde liege, kann daher nur für die 2. Gruppe von Dauerverkürzungen gelten, jene, bei welchen durch den Nachweis von Aktionsströmen diskontinuierliche Erregungen im Muskel gezeigt wurden, die keinen statischen Ruhezustand darstellen, sondern als eine Summation von Einzelzuckungen aufgefaßt werden müssen. Sie können sich von der zur Bewegung führenden Verkürzung des Muskels bloß dadurch unterscheiden, daß die sie zusammensetzenden Einzelzuckungen einen besonders trägen Abfall haben, so daß ein glatter Tetanus schon durch eine geringere Reizfrequenz zustande kommt[1]). Es ist daher zu untersuchen, ob die Verzögerung der Erschlaffung bei der einzelnen Zuckung von einer Kreatinvermehrung begleitet sei. Zur Prüfung dieser Frage wurde der Kreatingehalt bei anoxybiotischer Zuckung untersucht, da man bei fortgesetzter Reizung des Muskels bei Sauerstoffmangel in noch erhöhtem Maße als bei der Ermüdung unter gewöhnlichen Verhältnissen einen gestreckten Abfall der Einzelzuckung beobachten kann.

Die Reizung erfolgte am Gastrocnemius von Temporarien und Esculenten mittels Unterbrechung des Primärstroms durch ein Metronom in Intervallen von 2—3 Sekunden durch maximale Öffnungsinduktionsschläge, während die Schließungsschläge abgeblendet waren, und wurde bis zur totalen Erschöpfung des Muskels durchgeführt. Selbstverständlich befand sich der Kontrollmuskel während der Zeit der Reizung in dem gleichen Medium und unter sonst gleichen Bedingungen wie der gereizte.

Die Bestimmung des Gesamtkreatinins erfolgte nach der von *Kahn* angegebenen Modifikation der *Folin*schen Methode. Kleine Veränderungen dieser Methodik erwiesen sich als vorteilhaft. Denn die Umwandlung des Kreatins in Kreatinin gelang nach der Angabe *Kahns* (Einengung des mit 0,25 ccm 25proz. HCl angesäuerten Muskelextrakts durch 3 Stunden auf dem Wasserbade) nicht vollkommen, woran der Wechsel der Salzsäurekonzentration beim fortschreitenden Verdampfen der Flüssigkeit schuld zu tragen schien. Es wurde daher der Muskelextrakt zuerst eingeengt, dann erst auf eine 2,2proz. HCl-Kon-

---

[1]) Die Möglichkeit, daß eine geringere Intensität der einzelnen Stöße eine erhöhte Kreatinbildung zur Folge haben soll, braucht wohl nicht weiter diskutiert zu werden; gegen die Annahme, daß etwa eine erhöhte Frequenz der Einzelerregungen die Kreatinvermehrung bedinge, spricht die Geringgradigkeit des Energieumsatzes gegenüber der kinetischen Verkürzung.

— 38 —

zentration gebracht und nun unter Vermeidung einer weiteren Einengung durch $3^1/_2$ Stunden auf dem Wasserbad gekocht, nach Neutralisation die Kreatininbestimmung vorgenommen[1]). Die mittels dieser Methode vom Gastrocnemius von Temporarien und Esculenten (in den Monaten März bis Juli) erhaltenen Werte, schwankten zwischen 3,0—4,4 mg Gesamtkreatinin pro Gramm Muskelsubstanz.

Tabelle I zeigt Reizversuche einerseits in Ringerlösung, andererseits in Ringer-Cyan. Der gereizte Muskel war ebenso wie der Kontrollmuskel in je 50 ccm Ringerscher Flüssigkeit, resp. 50 ccm Ringer + 3 Tropfen einer 1,3 proz. KCN-Lösung suspendiert, die Flüssigkeit wurde selbstverständlich zusammen mit dem dazugehörigen Muskelextrakt zur Kreatininbestimmung verarbeitet. Tabelle II gibt die Reizversuche in Luft resp. in einer Stickstoffatmosphäre wieder.

Auf die Resultate der Reizung in Ringer und in Luft, die nur des Vergleichs halber vorgenommen wurden, erübrigt sich näher einzugehen. Es zeigten sich in Übereinstimmung mit den neueren Angaben der Literatur[2]) keine wesentlichen Verschiedenheiten im Kreatiningehalt des ruhenden und des bis zur Erschöpfung gereizten Muskels. Was die Reizversuche in Ringer-Cyan anlangt, so war in keinem Falle eine Vermehrung, einige Male sogar eine deutliche Verminderung des Kreatingehalts des gereizten Muskels festzustellen. Diese Verminderung dürfte aber darauf zurückzuführen sein, daß der unter anoxybiotischen Verhältnissen zuckende Muskel infolge der stärkeren Milchsäurebildung (vgl. *Meyerhof*) sich stärker mit Wasser imbibiert und

Tabelle I.
Reizversuche in Ringer- und Ringer-KCN-Lösung.

Nr.	Gewicht		Abgelesener Wert		Gesamtkreatiningehalt pro 1 g Muskel	
	gereizt	ungereizt	gereizt	ungereizt	gereizt mg	ungereizt mg
1	0,44	0,38	42	34	4,2	3,7
2	1,036	0,998	75	76	3,7	3,8
3	0,766	0,738	61	60	3,8	3,8
4	0,543	0,649	33	40	2,6	3,1
5	0,72	0,65	40	44	2,7	2,9
6	1,279	1,071	85	80	3,4	3,7
7	0,722	0,694	58	57	3,8	3,9

Versuch 1—3 = Reizversuche in Ringer, 4—7 in Ringer-Cyan.

---

[1]) Bezüglich der Einzelheiten der Methodik, welche in Gemeinschaft mit *A. Löw* ausgearbeitet wurde, verweise ich auf die diesbezügliche, in der Biochem. Zeitschr. erscheinende Mitteilung.

[2]) Zusammenstellung der diesbezüglichen Literatur bei *V. Scaffidi*, Bioch. Zeitschr. **50**, 402. 1913.

Tabelle II.
Reizversuche in Luft resp. Stickstoff.

Nr.	Gewicht		Abgelesener Wert		Gesamtkreatiningehalt pro 1 g Muskel	
	gereizt	ungereizt	gereizt	ungereizt	gereizt mg	ungereizt mg
1	0,460	0,475	48	43	4,7	4,3
2	0,654	0,665	56	57	3,9	3,9
3	0,993	0,977	75	73	3,7	3,7
4	0,937	0,937	75	74	4,0	3,9
5	1,225	1,264	81	77	3,3	3,0
6	0,768	0,770	64	65	4,0	4,1
7	0,833	0,843	69	70	4,0	4,0
8	0,753	0,731	57	56	3,6	3,6

Versuch 1—4 = Reizversuche in Luft, 5—8 in Stickstoff.

daher die pro Gramm Muskelsubstanz berechnete Kreatinmenge zu gering erscheint. Tatsächlich zeigen auch die Reizversuche in Stickstoff, bei welchen die Möglichkeit einer Imbibition des Muskels ausgeschlossen ist, keine Veränderung im Kreatingehalt des gereizten Muskels gegenüber dem ruhenden, welche jenseits der Versuchsfehler liegen würden.

Wir sehen also, daß es bei der anoxybiotischen Zuckung trotz Verlangsamung der Erschlaffung zu keiner Vermehrung des Muskelkreatins kommt. Dieses Ergebnis steht in Übereinstimmung mit den Resultaten von *Parnas* und *Wagner*, welche bei der Bestimmung des Aminostickstoffs nach *van Slyke* in Muskeln, welche unter Stickstoff bis zur Ermüdung gereizt worden waren, dieselben Werte wie in normalen, ruhenden Froschmuskeln fanden. Diese Werte geben allerdings, wie die Autoren selbst hervorheben, über das Verhalten des Kreatins bei der anoxybiotischen Zuckung keinen Aufschluß, jedenfalls geht aber aus diesen Versuchen hervor, daß eine Abspaltung von Aminosäuren, Harnstoff, NH_3, primären Basen während der anoxybiotischen Zuckung nicht stattfindet, daß also auch ein Stoffwechsel, der über die Bildung dieser Substanzen abläuft, für die Verzögerung der Erschlaffung nicht verantwortlich zu machen ist.

Wir müssen darum den verzögerten Abfall der Kontraktion des unter Sauerstoffmangel zuckenden Muskels bloß auf die Steigerung der schon bei der normalen Ermüdung des Muskels zu beobachtenden Milchsäureanhäufung zurückführen, die infolge der mangelnden Verbrennung resp. oxydativen Synthese der Milchsäure zu ihrer Muttersubstanz (*Fletcher* und *Hopkins*) eintritt.

Andererseits erscheint bisher noch für keinen Fall von verzögerter Erschlaffung, wie näher ausgeführt wurde, der Beweis erbracht, daß diese Verzögerung bloß durch eine Kreatinvermehrung ohne Anhäufung von Milchsäure bedingt sei. Wir können daher den Kreatinstoffwechsel nicht als notwendige Bedingung des verlangsamten Ablaufs von einzelnen Kontraktionen ansehen und müssen deshalb für diese ebenso wie für die aus ihnen zusammengesetzten Formen von Dauerkontraktion die Veränderungen im Kohlenhydratstoffwechsel als die maßgebende Ursache der Verkürzung betrachten.

c) Die Dauerverkürzung vom Standpunkt der Quellungstheorie
der Muskelkontraktion.

Die merkwürdige Tatsache, daß sich bei vielen Zuständen von Dauerverkürzung ein meßbarer Energieumsatz nicht nachweisen ließ, kann nach dem Vorangegangenen nicht auf einen besonderen Eiweißstoffwechsel, der diesem Zustand zugrunde liegen soll, zurückgeführt werden. Es soll daher im folgenden versucht werden, ob es nicht möglich ist, die verschiedenen Zustände tonischer Verkürzung auf denselben Grundprozeß zurückzuführen wie die schnelle Zuckung: auf die Quellung der Eiweißkörper des Muskels durch die Bildung von Milchsäure. Die Tatsache, daß die „innere Sperrung" des Muskels im Sinne von *Grützner* und *Uexküll* weitgehend unabhängig von dessen Verkürzung sein kann, eine Tatsache, die nach den Untersuchungen von *Sherrington* an decerebrierten Tieren auch für den Säuger nachweisbar ist, bedeutet nur, daß Änderungen der Länge des Muskels nicht mit Änderungen seiner Sperrung parallel gehen müssen. Wenn es in Konsequenz dieser Versuche auch gerechtfertigt erscheint, die unter Leistung äußerer Arbeit einhergehende Verkürzung des Muskels von seiner Dauerkontraktion (begrifflich) zu trennen, so ist damit aber nichts darüber gesagt, ob diesen beiden Zuständen des Muskels zwei verschiedene oder ein und derselbe physikalisch-chemische Prozeß zugrunde liegt. So wie die Höhe und Stärke eines Tons von dem gleichen physikalischen Prozeß, der Erschütterung der Luft, abhängen, obwohl sie weitgehend voneinander unabhängig zu variieren vermögen, ähnlich könnten wir es in der Verkürzung und in der Sperrung mit zwei relativ voneinander unabhängigen Zustandsänderungen des Muskels zu tun haben, die doch auf den gleichen Grundprozeß zurückführbar sind.

Um dem Problem der Dauerverkürzung näherzukommen, scheint es darum notwendig, von dem Mechanismus der Muskelkontraktion im allgemeinen auszugehen. Die Quellungstheorie der Muskelkontraktion, die schon von *Engelmann, Biedermann* ausgesprochen wurde, in neuerer Zeit an *Pauli, Fürth, Meyerhof, Herzfeld* und *Klinger* u. a. Vertreter fand, möge im folgenden den Ausgangspunkt unserer Betrachtungen und Versuche darstellen. (Eine Diskussion der übrigen Theorien der Muskelkontraktion würde den Rahmen dieser Darstellung überschreiten, ich verweise diesbezüglich auf die zusammenfassende Darstellung von

O. Fürth.) Die Anschauung, daß die Bildung der Milchsäure im Muskel es ist, welche zur Quellung der Fibrillen und damit zur Verkürzung des Muskels führt, hat insbesondere durch die thermodynamischen Untersuchungen von *Hill* eine exakte Begründung erfahren, welche zeigten, daß die bei der Bildung von Milchsäure aus ihrer Muttersubstanz frei werdende Energie den hohen mechanischen Wirkungsgrad des lebenden Muskels erklären kann. Schon *Fick* hatte aber darauf hingewiesen, daß außer dem Vorgang, der durch Bildung einer Verkürzungssubstanz zur Kontraktion führt, ein besonderer Prozeß bestehen muß, der der Erschlaffung im Muskel zugrunde liegt. In Anlehnung an die *Fick*sche Hypothese hat *Bethe* die Vorstellung weiter entwickelt, daß bei der Wiederausdehnung des Muskels eine Oxydation der die Verkürzung bedingenden Spaltungsprodukte erfolge, wobei zugleich ein Teil der frei werdenden Energie nach außen als Wärme auftrete. Diese Vorstellung wurde insbesondere durch *Pauli* ausgebaut, der die Anschauung entwickelt, daß der größte Teil der Energievorgänge im Muskel auf die Kontraktion folge, daß die Erschlaffung und Restitution des Muskels durch die Verbrennung der Milchsäure zustande komme. Diese Anschauungen haben durch die Befunde von *Hill*, der am Froschmuskel zeigte, daß die Wärmeproduktion zum größten Teil erst nach der Kontraktion erfolgt, und durch die Untersuchungen von *Verzár*, welche ergaben, daß der Sauerstoffverbrauch vorwiegend auf das Stadium der Erschlaffung und Restitution fällt, eine festere Grundlage gewonnen.

Damit wird uns aber auch das Verständnis der energielosen Dauerverkürzung nähergebracht. Schon *Biedermann* führt den Tonus zum Teil darauf zurück, daß im Muskel jene aktiven Vorgänge, welche sonst Erschlaffung und Wiederverlängerung bewirken, nicht oder unvollkommen entwickelt sind; *Bethe* stellt die Hypothese auf, daß das Verharren der Verkürzungssubstanz im Muskel durch Hemmung der die Erschlaffung bedingenden Prozesse den Muskel zu einem elastischen Band machen würde. Diese Vorstellungen finden bei *Pauli* einen prägnanteren Ausdruck. So wie im Osmometer, sobald die Säure nicht fortgeschafft wird, eine beliebig langdauernde, gewissermaßen unermüdbare Drucksteigerung durch das Säureeiweiß hervorgebracht wird, so würde auch beim Muskel, wenn nur für stabile Konzentration der Milchsäure gesorgt ist, eine tonische Zusammenziehung fortdauern können.

Allerdings, um in den Mechanismus des Ausbleibens der Erschlaffung einzudringen, müßten wir erst wissen, wieso diese eigentlich zustande kommt, wieso die Entquellung der durch das Eindringen von Milchsäure gequollenen Fibrillen bewerkstelligt wird. Die Vorstellung, daß es die Oxydation der Milchsäure sei, welche deren Entfernung aus der

Fibrille, die Sprengung der Milchsäureproteinverbindung besorge, hat mit der Schwierigkeit zu kämpfen, daß die Erschlaffung ja auch beim Fehlen von Sauerstoff, anoxybiotisch erfolgen kann (vgl. z. B. die Versuche von *Weizsäcker*). Die Bedeutung des bei der normalen Kontraktion gefundenen Sauerstoffverbrauches ist also in anderer Richtung zu suchen, als daß er der Erschlaffung diene. Man hat ja auch beobachtet, daß der Sauerstoffverbrauch des Muskels vor allem in das Stadium der Restitution falle *(Verzár)*, und hat angenommen, daß er der Verbrennung, vor allem aber dem Wiederaufbau der Milchsäure zu ihrer Muttersubstanz (*Fletcher* und *Hopkins*, *Hill*) diene, daß aber die Entquellung der Fibrille vielleicht durch eine Verbindung der Milchsäure mit dem im Muskel als Bicarbonat oder Carbonat vorhandenen Alkali oder durch Diffusion erfolge (*Hill*). Wieso diese Entfernung der Milchsäure, ihr Abtransport von den „Verkürzungsorten" an die „Ermüdungsorte" (*Meyerhof*) vor sich gehe, welcher Natur die Substanz ist, welche die Bindung der Milchsäure an die „Ermüdungsorte" bedingt, ist noch ganz unklar (vgl. *Kries*). Die Dehydratation von Säureeiweiß durch Neutralsalze scheint hier eine nicht unwichtige Rolle zu spielen. *Fürth* macht diesbezüglich auf die Beobachtungen von *MacCallum* aufmerksam, daß Kaliumsalze in der Ruhe in der Gegend der Basis der anisotropen Stäbchen angehäuft sind, sich dagegen während der Kontraktion über das ganze Innere der Stäbchen verbreiten.

Es entsteht nun die Frage, ob und inwiefern die Quellungstheorie der Muskelkontraktion die verschiedenen Formen tonischer Verkürzung erklären kann. Zunächst ist zu untersuchen, ob die verschiedene *Quellbarkeit* zweier Muskeln die Art ihrer Zuckung beeinflußt, resp. ob sich bei zwei Muskeln, die auf den gleichen nervösen oder direkten Reiz einen verschiedenen Zuckungsablauf aufweisen, Verschiedenheiten im Quellungsvermögen zeigen. Nachdem, wie wir ausgeführt haben, die Erschlaffung des Muskels als Folge einer Entquellung der während der Verkürzung durch das Eindringen von Milchsäure gequollenen Fibrille anzusehen ist, die Verschiedenheiten im Zuckungsablauf eines „Sperr"- und eines „Bewegungs"-Muskels aber vor allem auf einem verschiedenen Ablauf der Erschlaffung beruhen, handelt es sich darum, ob zwei Muskeln, die bei gleichen Reizen Zuckungskurven von verschiedenem Abfall aufweisen, sich gegenüber den gleichen dehydrierenden Maßnahmen, welche die durch die gleichen Säurekonzentrationen gequollenen Muskeleiweißkörper treffen, verschieden verhalten. Die Untersuchungen von *Meigs*, *Grober*, *Arnold*, *Bélak* betreffen dagegen nur die verschiedene Quellbarkeit resp. den verschieden raschen spontanen Rückgang der Quellung verschiedener Muskeln in verdünnter Ringerlösung, Säure usw. Es ist darum begreiflich, daß sich aus den Kurven dieser Autoren wohl Differenzen im Quellungsvermögen einzelner Muskeln ergeben, daß aber ein Zusammenhang dieser Verschiedenheiten mit der Art der Kontraktion der untersuchten Muskeln nicht ersichtlich ist. Denn, wenn beispielsweise *Arnold* findet, daß die Quellungskurve des Musculus pectoralis major rasch ansteigt und eine geringe Neigung zur Umkehr hat, Herz- und Uterusmuskulatur dagegen langsam quellen, jedoch bald wieder eine spontane Entquellung einsetzt, so sind diese Verschiedenheiten wohl schwer mit der raschen Zuckung des quergestreiften Muskels, der trägen Zuckung des glatten Muskels in Beziehung zu bringen. Die Ursache hierfür liegt wohl darin, daß die spontane Entquellung des Muskels nicht nur von der Schnelligkeit abhängt, mit der er sein Quellungswasser abgibt, sondern auch von der Entwicklung jener Faktoren (Gerinnung der Muskelkolloide nach *Fürth*), welche diese Entquellung bedingen. Die Versuche schienen darum übersichtlicher, wenn die zu prüfenden Muskeln eine bestimmte Zeit in der Quellungsflüssigkeit belassen wurden und dann beide Muskeln gleichzeitig in die zur Entquellung dienende Salzlösung gelangten.

Als Objekt wählte ich zunächst die beiden Anteile des Schließmuskels der Auster. Dieser besteht (vgl. *Marceau*) aus zwei makroskopisch deutlich voneinander trennbaren Teilen, die bei der Auster ziemlich gleich stark entwickelt sind, einem weißen, härteren und einem glasigen, weicheren Anteil, von welchen der erstere aus glatten Muskelfasern besteht, der letztere schraubenförmig gewundene resp. als doppelt schräggestreift beschriebene Fibrillen aufweist. Während der graue Anteil die rasche Schließung der Schale ausführt, kontrahiert sich der weiße Anteil des Adductor langsam, hält aber die Schale dauernd mit großer Kraft geschlossen (*Coutance*, *Ihering*), ein Unterschied im Zuckungsverlauf, der auch durch direkte Reizversuche (*Knoll*) gezeigt wurde. Der graue Muskel ist also der Bewegungsmuskel, der weiße der Sperrmuskel im Sinne von *Marceau* und *Uexküll*. Auf den letzteren Muskel ist demnach die stromlose Dauerverkürzung, die *H. Meyer* und *Fröhlich* bei Cardium tubercul. gefunden haben, zu beziehen.

Mit den morphologischen Verschiedenheiten dieser beiden Muskeln haben wir zwar einen Unterschied gegeben, der den funktionellen Differenzen parallel geht, warum es aber in dem einen Muskel zur Dauerverkürzung kommt, während der andere rasch erschlafft, ist damit keineswegs erklärt. Wenn wir Quellung und Entquellung als die den beiden Phasen der Muskelkontraktion zugrunde liegenden Prozesse ansehen, muß demnach zunächst das Quellungs- und Entquellungsvermögen der Muskeln verglichen werden.

Die Versuche an der Auster wurden in der Weise ausgeführt, daß nach Ausbrechen eines kleinen, keilförmigen Stückes aus dem Rande der Muschel durch Einschieben eines Holzstückes zwischen beiden Schalen dieselben etwas auseinander gebracht wurden, so daß ein Skalpell an der Innenfläche der konvexen Schalenhälfte eingeführt und der Adductor hart an seinem Ansatz an dieser Schalenhälfte losgelöst werden konnte. Nun ließ sich die Schale leicht aufklappen, die Eingeweide des Tieres konnten stumpf ausgeräumt werden, so daß nur der Adductor mit der flachen Schalenhälfte übrig blieb. Die beiden Anteile des Schließmuskels ließen sich leicht voneinander mit einem scharfen Skalpell isolieren; sie wurden weiter von der flachen Schalenhälfte abgelöst, durch Auflegen auf nicht faserndes Filtrierpapier von oberflächlich anhaftender Flüssigkeit getrocknet und nach Wägung in je ein verschließbares Gläschen mit der Untersuchungsflüssigkeit gebracht. Nach verschiedenen Zeiträumen wurden die Muskeln aus der Untersuchungsflüssigkeit genommen, von anhaftender Flüssigkeit wieder durch Filtrierpapier befreit und neuer-

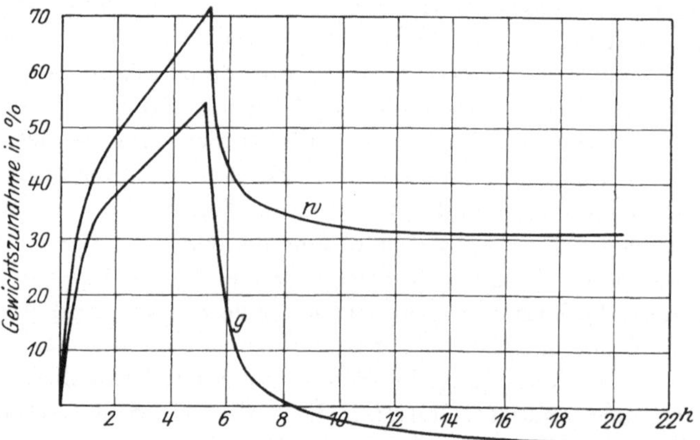

Abb. 3. Adductor der Auster; w = weißer Anteil (Sperrmuskel), g = glasiger Anteil (Bewegungsmuskel). Quellung in $n/_{10}$-HCl, Entquellung in 10 proz. NaCl.

lich gewogen, nachher wieder in die Untersuchungsflüssigkeit gebracht. Nachdem beide Muskeln gleich lange Zeit zur Quellung gebracht worden waren, wurden sie nun nach neuerlichem Abtrocknen mit Filtrierpapier und Wägung mit der die Entquellung besorgenden Flüssigkeit abgespült und schließlich in Gläschen mit der Entquellungsflüssigkeit gebracht, von wo sie wieder zu verschiedenen Zeiten zur Wägung entnommen wurden.

Tabelle III und Abb. 3 zeigen Versuche von Quellung in $n/_{10}$-HCl und Entquellung in 10 proz. NaCl-Lösung. Man erkennt, daß der weiße Muskel einen viel steileren Anstieg der Quellungskurve hat als der graue, daß auch der Maximalwert, dem er zustrebt, höher liegt als der des rasch zuckenden Anteils. Die Entquellung verläuft in beiden Muskeln in der ersten Stunde ziemlich rasch, allerdings im grauen Muskel steiler als im weißen; auch im weiteren Verlauf hält der letztere sein Quellungswasser mit größerer Zähigkeit zurück, während die Kurve des gestreiften

Tabelle III.

Quellungs- und Entquellungsversuche an den beiden Anteilen des M. adductor der Auster.

Weißer Anteil				Glasiger Anteil			
		Gewichtszunahme				Gewichtszunahme	
Zeit	Gewicht	absolut	%	Zeit	Gewicht	absolut	%

Weißer Anteil: Zeit	Gewicht	absolut	%	Glasiger Anteil: Zeit	Gewicht	absolut	%
Versuch 1. Quellung in $n/_{10}$-HCl.							
	0,3586				0,4284		
35′	0,5093	0,1507	42	35′	0,5756	0,1472	34
5ʰ 17′	0,6160	0,2574	72	5ʰ 23′	0,6660	0,2376	55
Entquellung in 10proz. NaCl.							
17′	0,5261	0,1675	46,3	6′	0,5788	0,1504	34,9
47′	0,4911	0,1325	36,8	35′	0,4662	0,0378	8,7
15ʰ 1′	0,4703	0,1117	31,0	15ʰ	0,3988	−0,0290	— 6,0
Versuch 2. Quellung in $n/_{10}$-HCl.							
	1,1296				1,1127		
12′	1,3857	0,2561	19	12′	1,2076	0,0949	8,4
27′	1,5007	0,3711	28	29′	1,2621	0,1494	13
3ʰ	1,8075	0,6779	52,1	3ʰ 9′	1,4875	0,3748	33
5ʰ	1,8357	0,7061	54,3	5ʰ	1,5053	0,3926	35
Entquellung in 10proz. NaCl.							
19′	1,5351	0,4055	35	8′	1,2899	0,1772	15,9
36′	1,4555	0,3259	28	45′	1,1260	0,0133	11,8
16ʰ 25′	1,3556	0,2260	20,0	16ʰ	0,9920	−0,1207	−10,9

Muskels sogar unter die Abszisse sinkt, sein Gewicht also schließlich unter dem Ausgangsgewicht liegt. Ein zweiter Versuch (Tab. III) zeigt die gleichen Verhältnisse. Auch bei Quellung in Milchsäure (Tab. IV, Abb. 4) tritt das viel stärkere Quellungsvermögen des weißen Muskels hervor, der sich wiederum dehydrierenden Einflüssen gegenüber viel

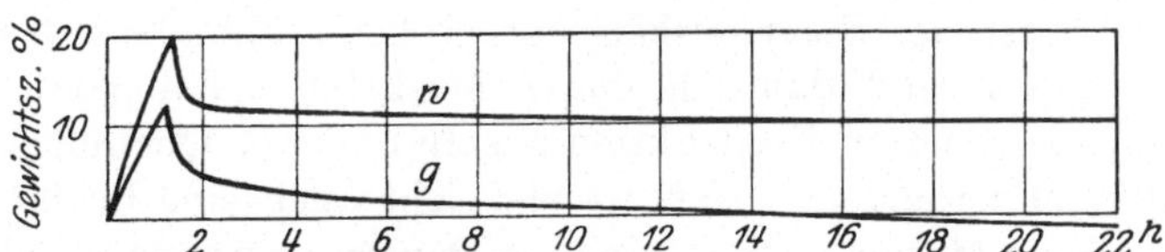

Abb. 4. Sperrmuskel (*w*) und Bewegungsmuskel (*g*) des Adductor der Auster. Quellung in 0,11 n-Milchsäure. Entquellung in 10proz. NaCl.

resistenter erweist als sein Partner. Von der Wiedergabe der Quellungsversuche in Schwefelsäure sehe ich ab, da sie prinzipiell die gleichen Verhältnisse (leichtere Imbibierbarkeit des weißen Anteils) darbieten, wenn auch die quellungsfördernde Wirkung dieser Säure geringer ist als die der Salzsäure.

Es zeigt sich demnach, daß der langsam zuckende Anteil des Adductors stärker quillt und dieses Quellungswasser mit größerer Avidität

Tabelle IV.

Quellungs- und Entquellungsversuche an den beiden Anteilen des M. adductor der Auster.

Weißer Anteil				Glasiger Anteil			
Zeit	Gewicht	Gewichtszunahme		Zeit	Gewicht	Gewichtszunahme	
		absolut	%			absolut	%
			Versuch 1. Quellung in 0,11 n-Milchsäure.				
	1,3003				1,2682		
14′	1,4566	0,1563	12	14′	1,3267	0,0585	4,6
40′	1,6084	0,3081	23,7	42′	1,4492	0,1810	14
3^h 42′	2,1246	0,8243	63,4	3^h 20′	1,6494	0,3812	30
6^h 10′	2,3319	1,0316	79,3	6^h 7′	1,8457	0,5775	45,4
			Entquellung in 10proz. NaCl.				
13′	2,0994	0,7991	61,4	21′	1,6071	0,3389	26,6
45′	1,9967	0,6964	53,5	52′	1,5328	0,2646	20,8
16^h 30′	1,9307	0,6304	48,4	16^h 21′	1,4763	0,2081	16,3
			Versuch 2. Quellung in 0,11 n-Milchsäure.				
	1,7278				1,9336		
1^h 25′	2,0688	0,3410	19,7	1^h 20′	2,1682	0,2346	12,1
			Entquellung in 10proz. NaCl.				
18′	1,9339	0,2061	11,9	16′	2,0436	0,1100	5,6
3^h 3′	1,9275	0,1997	11,5	2^h 53′	1,9759	0,0423	2,1
20^h 43′	1,9047	0,1769	10,2	20^h 48′	1,8992	−0,0344	− 1,7

festhält als der rasch zuckende Anteil. Auf welche Ursachen die geschilderten Differenzen im physikalisch-chemischen Verhalten der beiden Muskelarten des Adductors zurückzuführen sind, konnte ich bei der Kürze der Zeit, die mir für diese Untersuchung in Helgoland zur Verfügung stand, leider nicht weiter untersuchen. Jedenfalls legen die mitgeteilten Befunde den Gedanken nahe, daß auch intra vitam die Eiweißkörper des Sperrmuskels mit größerer Zähigkeit das Quellwasser festhalten und dadurch dieser Muskel die Fähigkeit besitzt, in dem einmal erlangten Kontraktionszustand (id est Quellungszustand der Fibrille) zu verharren; damit ist vielleicht auch eine Erklärung der Fähigkeit dieses Muskels zur stromlosen Dauerverkürzung gegeben, die eher den tatsächlichen Verhältnissen nahekommt, als die bloß bildliche Vorstellung eines „Sperrmechanismus".

Mit Rücksicht auf dieses Resultat schien es von Interesse, ob sich ähnliche Unterschiede zwischen Muskeln von verschiedener Zuckungsform auch beim Säuger finden. Hierzu wurden rote und weiße Muskeln gewählt; wissen wir ja seit *Ranvier*, daß sich die roten Muskeln des Kaninchens gegenüber den blassen durch eine verhältnismäßig lang anhaltende, nach *Kronecker* und *Stirling* fast 3 mal so lange Kontraktionsdauer auszeichnen. Zwei Faktoren sind vor allem als Ursache dieses Unterschiedes in Betracht zu ziehen: der verschiedene *Sarko-plasmagehalt* (*P. Grützner*) und die verschiedene Stärke der Milch-säurebildung an den beiden Muskelarten. Zunächst wurde untersucht, ob der rote, plasmareiche Muskel sich vom blässeren, vorwiegend aus Fibrillen zusammengesetzten durch Verschiedenheiten im Quellungs-vermögen unterscheidet, welche die Unterschiede im Zuckungsablauf verständlich machen könnten. Zu diesen Versuchen ist es nötig, Muskeln von möglichst gleicher Form und Größe zu wählen. Denn vergleicht man beispielsweise den roten, langsam zuckenden M. soleus mit dem blassen, rasch zuckenden Anteil des M. triceps surae, dem Gastrocne-mius, so sieht man zwar, daß die Quellungskurve des ersteren rascher ansteigt als die des letzteren, daß der M. soleus aber auch rascher ent-quillt als sein Partner, was wohl damit zusammenhängt, daß der viel schwächere Soleus (Gewichtsverhältnis von Soleus zum Gastrocnemius beim Kaninchen = 6 : 1) eine im Verhältnis zu seiner Masse viel größere Oberfläche darbietet als der Gastrocnemius, daher die zur Quellung führende, aber auch die die Entquellung bewirkende Flüssigkeit leichter in den roten Muskel eindringen kann als in den viel mächtigeren Gastrocnemius, der eine im Verhältnis zu seiner Masse relativ kleinere Oberfläche aufweist. Leider war es nicht möglich, rote und blasse Muskeln zu finden, deren Massenentwicklung ganz übereinstimmt. Es schien aber auch nicht vorteilhaft, gleich große Stücke aus je einem blassen und einem roten Muskel auszuschneiden, da wir ja durch *Fletcher* und *Hopkins* wissen, daß jede mechanische Läsion zu einer explosiven Milchsäurebildung im Muskel führt, andererseits, daß der rote und blasse Muskel ein verschieden hohes Säurebildungsmaximum hat, die Milch-säurebildung an den roten Muskeln nach *Gleiß*, *Fletcher* langsamer und weniger intensiv erfolgt als an den weißen (vgl. weiter unten). Es war daher zu befürchten, daß durch Ausschneiden von Stücken gleicher Größe aus den beiden Muskelarten ungleiche Mengen Milchsäure in ihnen gebildet und dadurch verschiedenartige Versuchsbedingungen geschaffen werden. Ich verglich daher schließlich den roten M. semiten-dinosus einerseits mit dem weißen M. extens. digit. comm., anderer-seits mit dem ebenfalls weißen M. extensor carpi radial., nachdem die Massenentwicklung des M. semitend. jener der beiden letztgenannten Muskeln am nächsten kommt, der M. ext. digit. comm. etwas schwerer, der M. extens. carp. rad. etwas leichter ist als der mit ihnen verglichene rote Muskel.

Ein weiterer Umstand, der bei diesen Quellungsversuchen am roten und weißen Muskel berücksichtigt werden muß, ist, daß die postmortale Milchsäurebildung an den beiden Muskelarten verschieden rasch er-folgt; nach *Bierfreund* setzt die Starre im weißen Gastrocnemius des Kaninchens 1—3 Stunden post mortem, beim roten Soleus dagegen erst 11—15 Stunden post mortem ein, bei diesem letzteren Muskel hat sie erst nach 52—58 Stunden ihr Maximum erreicht, während sie beim weißen Muskel schon nach 10—14 Stunden abgeschlossen ist. Es mußte daher, um unter möglichst gleichen Versuchsbedingungen zu arbeiten, der Quellungsversuch ebenso wie die Entquellung möglichst rasch nach dem Tode durchgeführt werden. Wegen der verschiedenen Intensität und Dauer der postmortalen Milchsäurebildung möchte ich auch Versuche über die spontane Gewichtsabnahme der beiden Muskelarten in physiologischer NaCl-Lösung für die Frage der Entquellbarkeit des roten und weißen Muskels nicht verwerten. Ich möchte sie um so weniger verwerten, als ja die Frage noch kontrovers ist, ob diese Gewichtsabnahme durch eine Entquellung infolge Gerinnung der Eiweißkörper des Muskels zustande kommt (*Fürth* und *Lenk*) oder ob sie nicht auf einen Austritt von verflüssigtem Eiweiß im Sinne von *Winterstein* und *Weber* zurückzuführen ist. Ich sehe daher von der Reproduktion meiner Versuche über spontane Quellung und wieder eintretenden Gewichtsverlust in physiologischer NaCl ab und möchte nur bemerken, daß diese Versuche keine Differenz zwischen roten und weißen Muskeln erkennen ließen, die mit der Verschiedenheit der Kontraktion der beiden Muskelarten hätten in Beziehung gebracht werden können.

Mit Rücksicht auf die angeführten Fehlerquellen wurden daher die weiteren Versuche so angestellt, daß der M. semitendinos., M. extens. digit. commun. und M. ext. carpi radial. möglichst rasch und unter Vermeidung einer Läsion dem durch Entbluten getöteten Tiere entnommen, nach möglichster Verkürzung ihrer (besonders im Semitendinosus als Fehlerquelle in Betracht kommenden) Sehnen gleich lange Zeit in Säure (HCl, H_2SO_4, Milchsäure) zur Quellung gebracht, nach Abtrocknung durch nicht faserndes Filtrierpapier und Wägung mit der entquellenden Flüssigkeit (Neutralsalzlösung) abgespült und schließlich in diese versenkt wurden, um durch mehrere Stunden hier zu verbleiben.

Abb. 5 und Tabelle V zeigen, daß sich wohl geringe Verschiedenheiten im Quellungsvermögen ergeben, daß aber der Gewichtsverlust in der Salzlösung beim roten und weißen Muskel ziemlich gleich steil erfolgt, diese also keine wesentlichen Verschiedenheiten der Entquellbarkeit aufweisen. Soweit man aus den Entquellungsversuchen in Neutralsalzlösungen schließen darf, kann darum der verschiedene Ablauf der Zuckungskurve der beiden Muskelarten wohl nicht auf ein verschiedenes Quellungsvermögen resp. auf eine verschieden rasche Entquellbarkeit des sarkoplasmareichen Muskels gegenüber dem sarkoplasmaarmen zurückgeführt werden.

Wenn nun auch der träge, sarkoplasmareiche, rote Muskel sich von dem flinken, weißen Muskel durch keine Besonderheiten des Quellungs-

Tabelle V.
Quellungs- und Entquellungsversuche an roten und weißen Säugermuskeln.

Zeit	Gewicht	Gewichtszunahme		Zeit	Gewicht	Gewichtszunahme	
		absolut	%			absolut	%
M. ext. dig. comm. pedis				M. semitendinosus (Ratte gleich p. m.)			
Quellung in 0,02 n-HCl + 0,8 proz. NaCl.							
1ʰ 45′	0,1002 / 0,1562	0,0560	56,0	1ʰ 45′	0,1646 / 0,2711	0,1065	64,5
Entquellung in 0,02 n-HCl + 3 proz. NaCl.							
1ʰ	0,1187	0,0185	18,5	1ʰ	0,2003	0,0357	21,6
M. ext. dig. comm. pedis				M. semitendinosus (Kaninchen 6ʰ p. m.)			
Quellung in 0,04 n-HCl + 0,8 proz. NaCl.							
5ʰ	1,5713 / 2,2302	0,6589	41,92	5ʰ	0,7957 / 1,0887	0,2930	37,0
Entquellung in 0,04 n-HCl + 2 proz. NaCl.							
2ʰ 40′	2,1745	0,6032	38,4	2ʰ 30′	1,0568	0,2611	33,0
M. ext. carpi radialis				M. semitendinosus (Kaninchen gleich p. m.)			
Quellung in 0,04 n-HCl + 0,8 proz. NaCl.							
16ʰ	0,6085 / 0,9778	0,3693	60,6	16ʰ	0,8770 / 1,5221	0,6451	73,5
Entquellung in 2 proz. NaCl.							
6ʰ 30′	0,9127	0,3042	49,9	6ʰ 30′	1,3599	0,4829	55
M. ext. dig. comm.				M. semitendinosus			
Quellung in 0,04 n-HCl + 0,8 proz. NaCl.							
16ʰ	1,3474 / 2,3586	1,0112	75,0	16ʰ	0,8236 / 1,4450	0,6214	75,4
Entquellung in 2 proz. NaCl.							
6ʰ 30′	2,0289	0,6815	50,6	6ʰ 30′	1,2179	0,3943	47,8
M. ext. carpi radialis				M. semitendinosus (Kaninchen 6ʰ p. m.)			
Quellung in 0,01 n-H_2SO_4 + 0,8 proz. NaCl.							
17ʰ	0,4295 / 0,7155	0,2860	61,8	17ʰ	0,6216 / 1,0298	0,4082	65,6
Entquellung in 0,01 n-H_2SO_4 + 7,2 proz NaCl.							
5ʰ	0,4632	0,0337	7,8	5ʰ	0,6681	0,0465	7,4

vermögens unterscheidet, so könnte sich doch im Sarkoplasma ein eigener Kontraktionsvorgang abspielen, der beispielsweise infolge verschiedener Stärke und Geschwindigkeit der Säurebildung im Sarkoplasma gegenüber der Fibrille langsamer ablaufen und dadurch die Verschiedenheit zwischen den beiden Muskelarten bedingen könnte. Die Beobachtungen von Tonusschwankungen am Schildkrötenherzen, auf welche sich die normalen Kontraktionen superponierten, veranlaßten ja *Fano,* eine Trennung der tonischen Kontraktion von der gewöhnlichen Zuckung anzunehmen, insbesondere suchten aber *Bottazzi* und *Joteyko,* ausgehend von der Beobachtung der durch das Veratrin hervorgerufenen tonischen Verkürzung, den Beweis abzuleiten, daß der Muskel zwei prinzipiell voneinander verschiedene Arten der Verkürzung vollführen kann: die schnelle Zuckung wurde in die Fibrille, die tonische Kontraktion ins Sarkoplasma verlegt, eine Ansicht, die auch in der neuesten Zeit Anhänger gefunden hat (*Frank*; vgl. dazu *Gutherz, Musculus*). Gegenüber

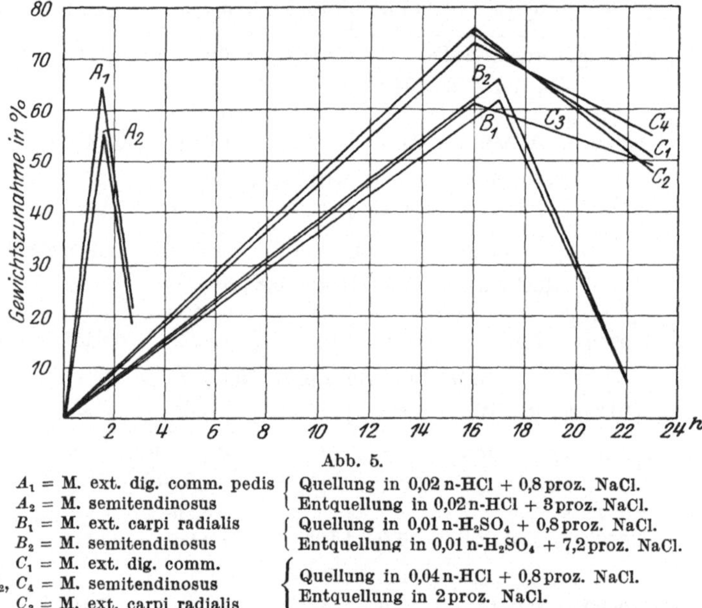

Abb. 5.

A_1 = M. ext. dig. comm. pedis   Quellung in 0,02 n-HCl + 0,8 proz. NaCl.
A_2 = M. semitendinosus   Entquellung in 0,02 n-HCl + 3 proz. NaCl.
B_1 = M. ext. carpi radialis   Quellung in 0,01 n-H$_2$SO$_4$ + 0,8 proz. NaCl.
B_2 = M. semitendinosus   Entquellung in 0,01 n-H$_2$SO$_4$ + 7,2 proz. NaCl.
C_1 = M. ext. dig. comm.
C_2, C_4 = M. semitendinosus   Quellung in 0,04 n-HCl + 0,8 proz. NaCl.
C_3 = M. ext. carpi radialis   Entquellung in 2 proz. NaCl.

dieser Vorstellung, daß das Sarkoplasma eine eigene Verkürzung auszuführen imstande sei, ist vor allem darauf hinzuweisen, daß nach *Engelmann* die Fähigkeit der Verkürzung an die Anisotropie gebunden ist, im Muskel aber nur die Fibrillen den doppelbrechenden Anteil darstellen. Daß tatsächlich aber auch während der langsamen Verkürzung Vorgänge in der Fibrille die Hauptrolle spielen müssen, geht daraus hervor, daß *Ebner* an der Veratrincontractur, die er eben wegen des langsamen Ablaufs der Verkürzung für seine Untersuchungen wählte, die Abnahme der Doppelbrechung während der langsamen Phase der Verkürzung beobachten konnte; damit ist wohl der direkte Nachweis gegeben, daß die langsame Verkürzung nicht durch eine Kontraktion des Sarkoplasmas, sondern durch eine Veränderung der Fibrille zustande kommt. Der Gedanke, daß diese Abnahme der Doppelbrechung der Fibrille während der langsamen Kontraktion durch das Auftreten einer negativen Doppelbrechung im Sarkoplasma vorgetäuscht werde, bedarf wohl keiner weiteren Erörterung, da hierfür gar kein Anhaltspunkt vorliegt. Eher könnte man vielleicht den Einwand erheben, daß das sich kontrahierende Sarkoplasma durch die Verdickung, die es erfährt, scheinbar eine Abschwächung der Doppelbrechung der Fibrillen bewirke. Ich untersuchte darum, ob der Sarkoplasmareichtum des Muskels seine Anisotropie beeinflusse, konnte aber keinen merklichen Unterschied im Doppelbrechungsvermögen sarkoplasmaarmer und -reicher Muskeln beobachten, so daß wohl auch nicht anzunehmen ist, daß die Quellung des Sarkoplasmas während der Veratrincontractur die Herabsetzung der Doppelbrechung bedingt habe. Auch die jüngsten Befunde von *Riesser* sprechen gegen die Sarkoplasmatheorie der tonischen Kontraktion. Denn, wenn die *Bottazzi*sche Vorstellung richtig wäre, daß die Wirkung des Veratrins in einer Verstärkung der langsamen Kontraktion des Sarkoplasmas bestehe, so müßte das Veratrin gerade auf den roten, sarkoplasmareichen Muskel wirken, während *Riesser* im Gegenteil eine Wirkung des Veratrins gerade auf den roten Muskel vermißte.

Wenn demnach die Theorie, daß die langsame Verkürzung auf eine Kontraktion des Sarkoplasmas zurückzuführen sei, abgelehnt werden muß, so ist damit natürlich noch nicht gesagt, daß der Sarkoplasmagehalt des Muskels ganz ohne Bedeutung für den Ablauf der Erschlaffung sei. Wenn die Vorstellung richtig ist, daß die bei der Kontraktion entstehende Milchsäure im Sarkoplasma (*Pauli*) gebildet wird und weiter in die Fibrille eindringt, so daß in dieser Säureeiweiß entsteht und die Fibrille quillt, so ist es klar, daß diese im Sarkoplasma entstandene Milchsäure auch auf die Proteine des Sarkoplasmas selbst wirken müsse. Aber auch wenn die Milchsäure nur in der Fibrille gebildet würde, so müßte sie bei ihrem Abtransport aus derselben auf die Eiweißkörper des Sarkoplasmas treffen und hier, ähnlich wie in der Fibrille, zu einer Salzbildung mit folgender Ionisation und Hydratation der Proteine führen. Es ist also anzunehmen, daß die im Muskel bei der Kontraktion entstehende Milchsäure nicht nur zu einer Quellung der Fibrille führt, sondern auch eine Anlagerung von Wassermolekülen an ionisiertes Eiweiß des Sarkoplasmas bewirkt. Damit aber wird, ähnlich wie wir es von Proteinlösungen nach Säurezusatz kennen, die innere Reibung im Sarkoplasma steigen, d. h. vermehrter Widerstand gegen Formveränderungen des Muskels entstehen. Es wird sich demnach durch die Quellung des Sarkoplasmas im roten sarkoplasmareichen Muskel den die Erschlaffung bewirkenden Kräften eine vermehrte Summe von Widerständen entgegensetzen und dadurch die Rückkehr zur Ursprungslänge verzögert werden. Die Tatsache jedoch, daß, wie

4*

wir gefunden haben, der rote Muskel nicht wesentlich langsamer ent-
quillt als der weiße, spricht dafür, daß die Entquellung des Sarkoplasmas und der Fibrille wahrscheinlich ziemlich gleichzeitig verläuft,
also mit der Entquellung der Fibrille auch die Widerstände im Sarkoplasma ziemlich gleichzeitig abnehmen; die durch den Sarkoplasmareichtum des roten Muskels bedingte Vermehrung der inneren Widerstände ist daher nur in beschränktem Maße für den langsameren Ablauf des
Erschlaffungsvorganges in diesem Muskel in Anspruch zu nehmen. Immerhin könnten Faktoren, die zu einer Stauung von Milchsäure im Sarkoplasma führen und damit einen Abfluß freier Milchsäure aus der
Fibrille hemmen, beispielsweise die von *Riesser* angeführte herab-
gesetzte Durchlässigkeit der Grenzschichten durch Veratrin oder die
von ihm und *Neuschloß* beobachtete Hemmung des Wiederaufbaues
der Milchsäure zu Lactacidogen unter Coffeinwirkung die Entquellung
der Fibrille und damit den Ablauf der Erschlaffung verzögern.

Neben dem verschiedenen Sarkoplasmagehalt ist vor allem die verschiedene *Intensität der Milchsäurebildung* im roten und weißen Muskel
als Ursache ihres verschiedenen Zuckungsablaufs in Betracht zu ziehen.
Schon *Gleiß* fand die weißen Muskeln von Säugern stärker sauer als die
roten, aus den Bestimmungen von *Fletcher* ergab sich, daß der rote Soleus
des Frosches nach $3^1/_4$ Stunden bei $38°$ etwa halb so viel Milchsäure
(als Zinklactat bestimmt) entwickelte als der weiße Gastrocnemius, daß
nach $5^3/_4$ Stunden die Menge der im weißen Muskel gebildeten Milchsäure nur mehr wenig gestiegen war, während der rote Muskel noch
einen langsamen Anstieg der Milchsäurebildung aufwies, deren Menge
aber noch nicht die im weißen Gastrocnemius schon nach $3^1/_4$ Stunden
gebildete Säuremenge erreichte. Aus den neueren Untersuchungen
von *G. Embden* und *E. Adler* ergibt sich, daß der weiße, rasch zuckende
M. biceps femoris des Kaninchens einen höheren Gehalt an Lactacidogen, aber einen geringeren Gehalt an organischer Restphosphor-
säure hat als der langsam arbeitende M. semitendinosus.

Die verschiedene Stärke resp. Schnelligkeit der Milchsäurebildung
in den beiden Muskelarten wird zu einem anderen Anstieg der Quellung
im roten als im weißen Muskel führen, kann aber auch die Entquellung
der Fibrille nicht unbeeinflußt lassen. Es wurde darum untersucht,
inwiefern die Verschiedenheit der Konzentration der zu einem Muskel
zugesetzten Säure die Art seiner Quellung, resp. die daran anschließende
Entquellung durch Neutralsalze beeinflußt. Es wurden daher gleiche
Muskeln (rechter und linker Quadriceps, Triceps, Gastrocnemius usw.)
in verschiedenem Maße zur Quellung gebracht, indem der eine Muskel
beispielsweise in eine 0,1 n-HCl, der Muskel der Gegenseite in eine
0,01 n-HCl getaucht wurde. Nachdem die Muskeln wieder nach gleichen
Zeiten und unter sonst gleichen äußeren Versuchsbedingungen aus der

Quellungsflüssigkeit genommen, anhaftende Flüssigkeit mit Filtrierpapier abgesaugt wurde, kamen nach Wägung beide Muskeln in je ein Gläschen, das mit der gleichen Entquellungsflüssigkeit beschickt war. Es wurde also untersucht, inwiefern die durch verschiedene Konzentration der gleichen Säure bewirkten Verschiedenheiten der Quellung den Wasserverlust in der gleichen entquellenden Lösung beeinflussen (s. Tab. VI—VIII).

Was zunächst die Verschiedenheiten der Quellung anlangt, so ist es ohne weiteres verständlich, daß ein Muskel in 0,1 n-HCl schwächer quillt als in 0,01 n-HCl, während beispielsweise eine Konzentration von 0,02 n-HCl einen stärker quellenden Einfluß ausübt als die 10fach verdünnte Säure. Denn wir wissen ja aus den Untersuchungen, insbe-

Tabelle VI.

Quellung und Entquellung bei verschiedener Konzentration der Quellungsflüssigkeit (HCl).

Zeit	Gewicht	Gewichtszunahme		Zeit	Gewicht	Gewichtszunahme	
		absolut	%			absolut	%
M. gastrocnemius (Ratte gleich post mortem).							
Quellung in 0,1 n-HCl				*Quellung in 0,01 n-HCl*			
	0,5621				0,5768		
3^h	0,6780	0,1159	20,6	2^h 45′	1,4738	0,8970	155,4
Entquellung in 2 proz. NaCl.							
4^h	0,6624	0,1003	17,8	3^h 50′	1,2415	0,6647	115,2
18^h 20′	0,6720	0,1099	19,5	18^h 15′	1,2030	0,6262	108,5
M. triceps (Ratte gleich p. m.).							
Quellung in 0,02 n-HCl				*Quellung in 0,002 n-HCl*			
	0,5504				0,6912		
3^h 25′	1,0370	0,4866	88,4	3^h 20′	0,9909	0,2987	43,2
Entquellung in 3 proz. NaCl.							
22^h	0,6489	0,0985	17,9	22^h	0,9924	0,3012	43,5
M. triceps (Ratte gleich p. m.).							
Quellung in 0,04 n-HCl				*Quellung in 0,004 n-HCl*			
	0,5914				0,4908		
4^h 15′	1,2467	0,6553	110,8	4^h 15′	0,7700	0,2792	56,9
Entquellung in 0,04 n-HCl+ 2proz. NaCl				*Entquellung in 0,004 n-HCl+ 2proz. NaCl*			
2^h	1,0705	0,4791	81,0	1^h 40′	0,6884	0,1976	40,2
M. quadriceps (Ratte gleich p. m.).							
Quellung in 0,04 n-HCl + 0,8proz. NaCl				*Quellung in 0,004 n-HCl+ 0,8proz. NaCl*			
	0,8999				0,8616		
4^h 15′	1,3122	0,4123	45,8	4^h 15′	1,0657	0,2041	23,6
Entquellung in 2 proz. NaCl.							
2^h 30′	1,1335	0,2336	25,9	2^h 20′	1,0238	0,1622	18,8

sondere der *Pauli*schen Schule, daß Proteine bei Säurequellung mit steigender Konzentration der zugesetzten Säure über ein Quellungsmaximum gehen, indem es bei niedrigen Säurekonzentrationen durch die fortschreitende Ionisation zu einer immer stärkeren Hydratation

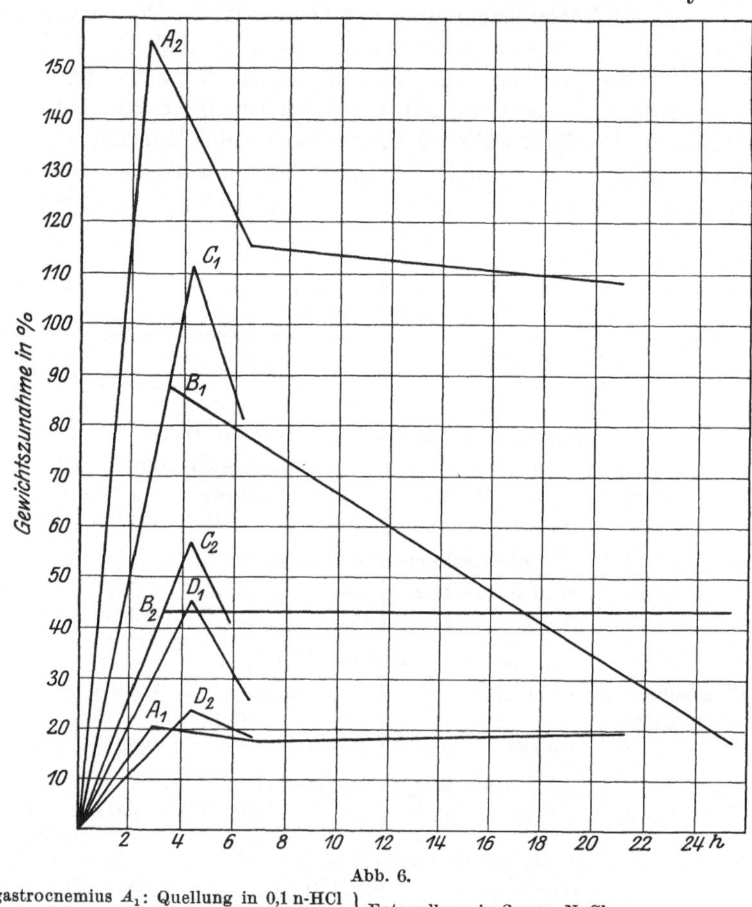

Abb. 6.

M. gastrocnemius	A_1:	Quellung in 0,1 n-HCl ⎱	Entquellung in 2proz. NaCl.	
„ „	A_2:	„ „ 0,01 n-HCl ⎰		
M. triceps	B_1:	„ „ 0,02 n-HCl ⎱		
„ „	B_2:	„ ,. 0,002 n-HCl ⎰	„ „ 3proz. NaCl.	
M. „	C_1:	„ „ 0,04 n-HCl;	„ „ 0,04 n-HCl + 2proz. NaCl.	
„ „	C_2:	„ „ 0,004 n-HCl;	„ „ 0,004 n-HCl + 2proz. NaCl.	
M. quadriceps	D_1:	„ ,, 0,04 n-HCl + 0,8 proz. NaCl ⎱	Entquellung in 2proz. NaCl.	
„ „	D_2:	„ „ 0,004 n-HCl + 0,8 proz. NaCl ⎰		

kommt, bei höherer Säurekonzentration dagegen das ionische Eiweiß wieder zurückgedrängt und dadurch eine geringere Quellung bewirkt wird. Was nun die Entquellung durch Salzzusatz anlangt, so sehen wir, (sowohl bei den höheren Säurekonzentrationen als auch bei den niederen), daß der Muskel, dessen Quellungskurve höher und steiler ansteigt, auch wieder in kürzerer Zeit sein Quellungswasser unter der Wirkung der Neutralsalzlösung abgibt (vgl. Tab. VI und Abb. 6).

Aus den Quellungsversuchen in HCl mit nachfolgender Entquellung in NaCl könnte man zunächst folgern, es sei das der Säure und dem

Tabelle VII.

Quellung und Entquellung bei verschiedener Konzentration der Quellungsflüssigkeit (Milchsäure).

Zeit	Gewicht	Gewichtszunahme		Zeit	Gewicht	Gewichtszunahme	
		absolut	%			absolut	%

M. extensor hallucis longus (Kaninchen 1 Stunde p. m.).

Quellung in 0,02 n-Milchsäure   Quellung in 0,002 n-Milchsäure

Zeit	Gewicht	absolut	%	Zeit	Gewicht	absolut	%
	1,3066				1,3983		
4h 15′	2,6548	1,2582	90,0	4h 5′	2,1140	0,7157	51,2

Entquellung in 3 proz. NaCl.

Zeit	Gewicht	absolut	%	Zeit	Gewicht	absolut	%
1h 20′	1,8814	0,4848	34,7	1h 25′	1,8652	0,4669	33,3

Salz gemeinsame Cl-Ion, welches durch Zurückdrängung der Ionisation an den geschilderten Eigentümlichkeiten im Verlauf der Entquellung Schuld trägt. Die Quellungsversuche an 0,02 n- resp. 0,002 n-Milchsäure mit nachfolgender Entquellung in 3proz. NaCl zeigen (Abb. 7 u. Tab. VII) aber, daß sich hier die gleichen Verhältnisse wiederholen, also wiederum der steilere Anstieg der Gewichtszunahme mit dem steileren Abfall der Entquellung verbunden ist, obwohl Säure und Salz kein Ion gemeinsam haben.

Bei der Verwendung von Salzlösungen zur Rückbildung der Säurequellung muß natürlich auch berücksichtigt werden, daß nicht nur die Dehydratation infolge Abnahme ionischer Eiweißteilchen, sondern auch rein osmotische Wirkungen an der Gewichtsabnahme teilhaben. Es mußte darum auch untersucht werden, inwiefern eine bloß osmotische Wirkung allein den Gewichtsverlust nach verschieden starker Quellung beeinflußt. Es wurden daher Versuche mit Rohrzucker-, resp. Traubenzuckerlösungen nach vorangegangener Säurequellung angestellt. Die durch konzentrierte Lösungen von Rohrzucker, resp.

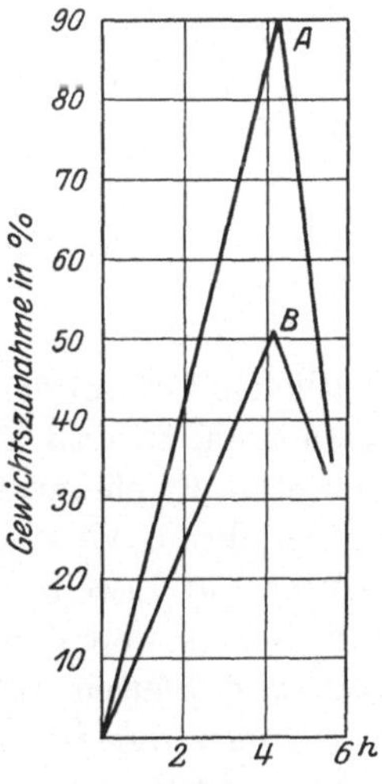

Abb. 7.

M. extensor hallucis longus
A: Quellung in 0,02 n-Milchs.
B: „   „ 0,002 n- „
Entquellung in beiden Fällen
in 3proz. NaCl.

von Traubenzucker erzielte Gewichtsabnahme nach vorangegangener Quellung in verschieden konzentrierten Lösungen von Milchsäure (Tab. VIII und Abb. 8) läßt jedoch die geschilderten Beziehungen im

Tabelle VIII.

Quellung und Entquellung bei verschiedener Konzentration der Quellungsflüssigkeit. Entquellung durch nicht dissoziierende Substanzen.

Zeit	Gewicht	Gewichtszunahme		Zeit	Gewicht	Gewichtszunahme	
		absolut	%			absolut	%

M. extensor dig. comm. (Kaninchen 1 Stunde p. m.).

Quellung in 0,02 n-Milchsäure				Quellung in 0,002 n-Milchsäure			
	2,2643				2,2048		
2^h 10′	3,9552	1,6909	74,8	2^h	3,3794	1,1746	53,3

Entquellung in 30 proz. Rohrzucker.

1^h 5′	3,4105	1,1462	50,7	1^h 10′	2,7843	0,5795	26,3

M. semitendinosus (Kaninchen 1 Stunde p. m.).

Quellung in 0,02 n-Milchsäure				Quellung in 0,002 n-Milchsäure			
	1,3176				1,3621		
2^h	1,9141	0,5965	45,1	2^h	1,7659	0,4038	29,6

Entquellung in 30 proz. Rohrzucker.

1^h 10′	1,7258	0,4082	30,9	1^h 5′	1,4886	0,1265	9,3

M. quadriceps (Ratte 1 Stunde p. m.).

Quellung in 0,03 n-Milchsäure				Quellung in 0,003 n-Milchsäure			
	1,1340				1,1166		
4^h 45′	2,0153	0,8813	77,7	4^h 45′	1,6266	0,5100	45,6

Entquellung in 30 proz. Traubenzucker.

1^h 45′	1,9600	0,8260	72,8	1^h	1,3908	0,2742	24,5
3^h 40′	1,9184	0,7844	69,1	3^h 30′	1,3053	0,1887	16,8

zeitlichen Verlauf des Gewichtsverlustes zum Anstieg der Quellungskurve vermissen, so daß auch osmotische Wirkungen als Ursache der beobachteten Erscheinungen auszuschließen sind.

Zu ihrem Verständnis ist es vielmehr notwendig, die Wirkung von Säuren auf Eiweiß und jene von Neutralsalzen auf Säureeiweiß heranzuziehen, soweit diese bis jetzt überhaupt klargestellt sind. Beim Zusatz von Säuren zu Eiweiß reagiert dieses, wie die Untersuchungen von *Pauli* und *Hirschfeld* zeigen, als vielsäurige Base, bildet typische Salze, welche in das Anion der zugesetzten Säure und das mehrwertige Proteinion zerfallen. Diese Ionisation nimmt mit steigendem Säurezusatz bis zur Erreichung eines Maximums zu, im Überschuß der Säure wieder ab (*Pauli* und *Handovsky, Manabe* und *Matula*). Zusatz von Neutralsalzen zu dem gebildeten Säureeiweiß führt nach den Versuchen von *Pauli* und *Handovsky* zu einer Zurückdrängung der Ionisation, die, wie die Abnahme der inneren Reibung zeigt, auch mit einer Dehydratation der Eiweißteilchen verbunden ist.

Haben wir demnach das gleiche Muskeleiweiß durch zwei verschiedene Konzentrationen derselben Säure zur Quellung gebracht, so entstehen Eiweißsalze, die verschieden stark ionisiert sind und darum auch eine verschieden große Menge H_2O-Molekel anlagern. Wird nun zu beiden Säureeiweißverbindungen die gleiche Neutralsalzkonzentration zugesetzt und damit die Ionisation zurückgedrängt, so wird der Effekt auf das stärker ionisierte und hydratisierte Säureeiweiß größer sein, es wird mehr Wasser abgeben, also rascher entquellen können als das schwächer ionisierte.

Es fragt sich nun, inwiefern diese Verhältnisse auf den roten und blassen Muskel anwendbar sind. Nach den Untersuchungen von *Fletcher* findet sich bei Fröschen im roten Soleus 0,22 % Milchsäure (als Zinklactat bestimmt, entspricht 0,017 n-Milchsäure), im weißen Gastrocnemius 0,44 % (entsprechend 0,035 n - Milchsäure). Wir dürfen daraus folgern, daß es im weißen Muskel infolge der stärkeren Säurebildung zu einer stärkeren Ionisation kommt, nachdem die Versuche von *Bottazzi* und *d'Agostino* gezeigt haben, daß bis zu einer Konzentration von 0,06 n-Milchsäure die Viscosität von Muskelpreßsaft mit zunehmender Säuremenge steigt. Die stärkere Ionisation des Eiweiß im weißen Muskel führt aber wieder dazu, daß sich in diesem leichter elektrisch neutrale Eiweißteilchen bilden, er also auch leichter entquillt als der rote. Wodurch diese Entquellung

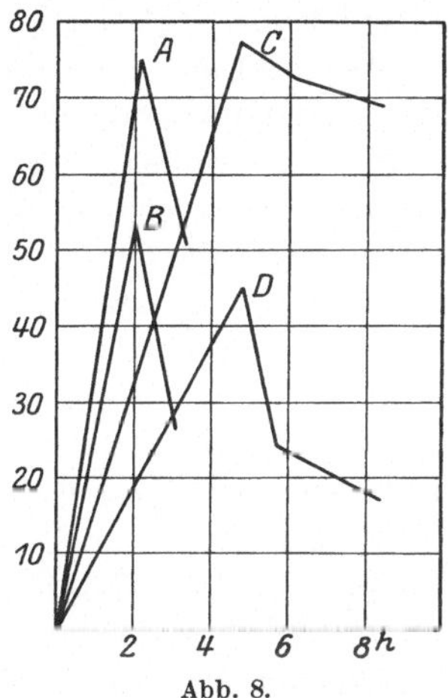

Abb. 8.

M. ext. dig. comm. *A*: Quellung in 0,02 n-Milchsäure, *B*: Quellung in 0,002 n-Milchsäure, Entquellung in beiden Fällen i. 30 proz. Rohrzucker. M. quadriceps *C*: Quellung in 0,03 n-Milchsäure, *D*: Quellung in 0,003 n-Milchsäure, Entquellung in beiden Fällen in 30 proz. Traubenzucker.

intra vitam während der Erschlaffung bewirkt wird, ist allerdings, wie oben schon erwähnt, heute noch unklar. Unsere Versuche, welche eine Entionisierung und Dehydratation der durch Säurezusatz gequollenen Muskeln durch Neutralsalze bewirkten, sollen nur die rasche Entquellbarkeit des stärker ionisierten Muskeleiweiß demonstrieren. Ob aber auch intravital die Entionisierung wirklich durch Neutralsalze stattfindet, wie dies beispielsweise *Fürth* vermutet, werden erst weitere Untersuchungen zu zeigen haben.

Mit dem Hinweis auf die Verschiedenheiten der Säurebildung im blassen und roten Muskel und auf die leichtere Entquellbarkeit des stärker ionisierten Säureeiweißes ist nur der Versuch unternommen, *einzelne Fälle* von verschiedenem Ablauf der Erschlaffung dem Verständnis näherzubringen; findet man ja auch Muskeln, welche deutliche Unterschiede im Säuregehalt vermissen lassen. So zeigte *Behrendt*, daß der träge zuckende Semimembranosus des Frosches sich von dem rasch zuckenden Gastrocnemius nicht durch deutliche Verschiedenheiten im Lactacidogenphosphorsäuregehalt unterscheidet. In diesem Falle müssen andere Faktoren für den verschiedenen Zuckungsablauf verantwortlich gemacht werden. So fand *Behrendt* in dem erwähnten Beispiel Verschiedenheiten in der Durchlässigkeit der Grenzflächen der beiden Muskeln, welche einen verschieden raschen Abfluß der Säure aus der Fibrille bedingen und dadurch einen verschiedenen Ablauf der Erschlaffung erklären könnten.

Es ergibt sich also, daß es keineswegs genügt, die Verschiedenheiten im Zuckungsablauf des roten und weißen Muskels einfach dadurch erklären zu wollen, daß man die schnelle Zuckung schematisch in die Fibrille, die langsame ins Sarkoplasma verlegt. Der verschiedene Sarkoplasmagehalt der beiden Muskelarten mag ja insofern eine Rolle spielen, als die Quellung des Sarkoplasmas die Summe der inneren Widerstände, welche sich der Erschlaffung entgegensetzen, vermehrt. Daneben aber ist auf die Verschiedenheiten der Säurebildung in den beiden Muskelarten Rücksicht zu nehmen, welche dazu führt, daß in dem weißen Muskel, in welchem eine stärkere Säurebildung und damit eine stärkere Quellung der Fibrille erfolgt, eher die Dehydratation infolge Abnahme der ionisierten Eiweißteilchen eintreten wird. Auch die verschiedene Permeabilität der Grenzflächen und dadurch bedingte Verschiedenheiten in der Schnelligkeit des Säureabflusses aus der Fibrille sind mit *Behrendt* in Betracht zu ziehen.

Wir haben demnach (an den beiden Anteilen des Adductors der Auster einerseits, am roten und weißen Muskel des Säugers andererseits), zu zeigen versucht, daß man tatsächlich im Muskel gelegene Faktoren finden kann, welche den verschiedenen Zuckungsablauf, die verschiedene Schnelligkeit der Erschlaffung bei verschiedenen Muskelarten auf dem Boden der Quellungstheorie der Muskelkontraktion verständlich machen[1]). Ja die Zähigkeit, mit der der langsam zuckende Anteil des Adductors sein Quellungswasser festhält, die große Resistenz, die er gegenüber dehydrierenden Einflüssen aufweist, scheinen uns die Annahme eines besonderen Sperrmechanismus — eine Vorstellung, gegen die sich schon *Biedermann* gewendet hat — selbst zur Erklärung der stromlosen Dauerverkürzung unnötig zu machen.

---

[1]) Schon die erwähnten beiden Beispiele haben aber gezeigt, daß man die im Muskel gelegenen Faktoren, die einen bestimmten Zuckungsablauf bewirken, für jede Muskelart im speziellen feststellen muß, daß man nicht einen bei der einen Muskelart gefundenen Mechanismus ohne weiteres auf andere Formen verzögerter Erschlaffung übertragen kann.

d) Zentral bedingte Dauerverkürzung. Der Mechanismus der statischen Innervation.

Es kann aber nicht übersehen werden, daß die peripheren, im Muskel selbst gelegenen Faktoren nicht ausreichen, um alle Zustände von Dauerverkürzung, besonders beim höheren Vertebraten zu erklären. Die peripheren Faktoren können nur die Verschiedenheiten im Zuckungsablauf zweier Muskeln verständlich machen, die von dem gleichen Reiz betroffen werden, Dauerverkürzungen erklären, in die der Muskel auf einen einmaligen Reiz gerät und die er auch nach Unterbrechung seiner nervösen Verbindungen beibehält (Erregungsfang *Uexkülls*).

Zur Aufrechterhaltung einer bestimmten gegenseitigen Lage der Skeletteile bedarf es aber insbesondere beim höher entwickelten Tier der Dauerimpulse von seiten vorgeschalteter Nervenzentren, einer unwillkürlich aufrechterhaltenen Dauertätigkeit des Nervensystems, die wir am besten mit *Jordan* und *Uexküll* als statische Innervation bezeichnen. Welcher Art sind nun die Einwirkungen, mittels welcher das Zentrum eine Dauerverkürzung der quergestreiften Muskulatur aufrechtzuerhalten vermag, ohne daß eine besondere Steigerung des Stoffwechsels dieses Muskels gegenüber dem desinnervierten zustande kommt? Unterscheidet sich jene Dauerinnervation von der kinetischen bloß quantitativ durch die Geringgradigkeit, resp. Seltenheit der Impulse, welche den Muskel treffen, oder wird der Muskel durch einen besonderen Mechanismus in seinem Quellungszustand so verändert, daß er gegenüber deformierenden Kräften, die ihn aus der gerade eingenommenen Länge zu bringen trachten, dauernd, ohne vermehrten Stoffwechsel einen bestimmten Widerstand entgegenzusetzen vermag?

Jener Spannungszustand des Muskels, welcher die normale Haltung der Skeletteile am unversehrten Individuum bedingt, scheint allerdings nur quantitativ von der durch Summation von einzelnen Impulsen zustande kommenden Bewegungsinnervation verschieden zu sein. Denn die Enthirnungsstarre, welche ja nichts anderes darstellt als eine durch Abtrennung der Vorderhirnganglien bedingte, hochgradige Steigerung dieses normalen Haltungstonus, geht, wie die Untersuchungen von *Buytendyk* und *Einthoven* erweisen, mit deutlichen oszillierenden Strömen einher, ist also auf eine Summation von Einzelreizen, die vom Zentrum ausgehen, zurückzuführen. *Kries* hat gemeint, daß die Muskulatur in diesem Zustande, welche das Symptom der Flexibilitas cerea aufweist, eine besondere physikalische Veränderung erleidet, die er als Versteifung bezeichnet. Die Fähigkeit der Muskeln, in diesem Zustande jeder Änderung ihrer Länge einen auffallenden Widerstand entgegenzusetzen, jedoch in einer einmal angenommenen neuen Länge wieder zu verharren und einer Längenänderung gegenüber neuerlich einen großen Widerstand zu leisten, glaubt *Kries* auf eine erhebliche

Änderung der elastischen Eigenschaften zurückführen zu müssen. Dieses Phänomen ist aber nichts anderes als der plastische Tonus von *Sherrington*, eine Erscheinung, deren reflektorischer Ursprung sich aus dem Verschwinden nach Deafferentiation der betreffenden Extremitäten klar ergibt und die, wie weiter unten noch zu zeigen sein wird, schon beim Normalen vorgebildet ist. Die „Versteifung" von *Kries* ist bloß der Effekt jener Reflexe, die *Sherrington* als shortening und lengthening reaction kennengelehrt hat, und kann darum nicht als eine besondere physikalische Zustandsänderung des Muskels betrachtet werden.

Immerhin kennen wir insbesonders durch die Untersuchungen von *H. H. Meyer* und *Fröhlich* eine Reihe von Zuständen von Dauerverkürzung, bei welchen das Fehlen von Aktionsströmen resp. die Geringgradigkeit der registrierten Stromschwankungen daran denken läßt, daß sie durch eine von der kinetischen qualitativ verschiedene Innervation zustande kommen. Hierzu gehören die Muskelstarre bei Tetanusvergiftung, die kataleptischen Zustände, die in der Hypnose und bei Psychosen beobachtet und durch Bulbocapninvergiftung beim Tier nachgeahmt werden können, schließlich der auch von *Kahn* untersuchte Umklammerungsreflex des brünstigen Frosches. Für pathologische Zustände haben ferner *Bornstein* und *Sänger* (spastische Contractur bei amyotrophischer Lateralsklerose), *Gregor* und *Schilder*[1]) (*Parkinson*-Starre), *Höber* (spastische Lähmungen), erst neuerdings *Weigeldt* (bei *Wilson*scher Krankheit, hemiplegischer Contractur, dagegen Nachweis von Aktionsströmen bei kataleptischer Starre infolge Encephalitis, in der Hypnose und bei Spasmen infolge Myelitis), Fehlen von Aktionsströmen beschrieben.

Um dem Wesen des Innervationsmechanismus etwas näher zu kommen, der den Formen von anscheinend stromloser Dauerverkürzung zugrunde liegt, suchte ich das Zustandekommen der Tetanusstarre näher zu analysieren, nachdem Untersuchungen von *Semerau* und *Weiler* am Menschen, *Liljestrand* und *Magnus* bei der Katze konform den Angaben von *Meyer* und *Fröhlich* die Stromlosigkeit des tetanusstarren Muskels zu erweisen schienen. Die Abhängigkeit jener allmählich zunehmenden Verkürzung, die nach Injektion von Tetanustoxin an den der Injektionsstelle benachbarten Muskeln entsteht, vom Zentralnervensystem, geht schon aus den Befunden von *Fröhlich* und *Meyer* hervor, die das Verschwinden der Tonuszunahme des Muskels nach Durchtrennung seiner Verbindungen mit dem Zentralnervensystem feststellen konnten, insolange

---

[1]) *Gregor* und *Schilder* haben allerdings im Hinblick auf die Unvollkommenheit ihrer Methodik, wie *Schilder* neuerdings selbst betont (Klin. Wochenschr. 1922, S. 1159), aus ihrem Befunde nicht auf eine aktionsstromfreie Muskelspannung geschlossen.

wenigstens im Muskel keine sekundären Veränderungen eingetreten waren. Immerhin wäre es möglich, daß zwar das Bestehenbleiben der vom nervösen Zentralorgan fließenden Impulse für das Erhaltenbleiben der Starre nötig ist, daß aber auch eine veränderte Entquellbarkeit des vergifteten Muskels mit eine Rolle spielt. Hat ja insbesondere *Zupnik* einen peripheren Angriffspunkt des Giftes zu beweisen gesucht. Um diese Möglichkeit auszuschließen, wurden Muskeln, die sich in lokaler Tetanusstarre befanden, mit den entsprechenden Muskeln der gesunden Seite verglichen, indem beide zuerst gleich lange Zeit in verdünnten Säuren von gleicher Konzentration zur Quellung und dann unter gleichen Bedingungen in Salzlösungen zur Entquellung gebracht wurden. Es ließ sich aber keine wesentliche Differenz im Quellungs- und Entquellungsvermögen nachweisen, weshalb ich auf die Wiedergabe der entsprechenden Tabellen und Kurven verzichte.

Ein zweiter Faktor, der berücksichtigt werden mußte, ist der Zustand des Antagonisten. *Fröhlich* und *Meyer* betrachten ja die Starre des tetanusvergifteten Muskels als einen neuen Ruhezustand und es wäre denkbar, daß die fortschreitende Verkürzung dadurch eintritt oder wenigstens begünstigt wird, daß der Zug der Antagonisten an dem sich verkürzenden Muskel nicht mehr oder in verringertem Maße wirkt. Es wurden daher bei weißen Ratten die über das Dorsum pedis ziehenden Sehnen der Unterschenkelmuskulatur beiderseits durchschnitten und dann einseitig in die Wade Tetanustoxin injiziert (0,06—0,45 mg TT). Die Starre trat auf der injizierten Seite innerhalb derselben Zeit (2 Tage) ein, wie bei Tieren, bei welchen die über das Dorsum pedis verlaufenden Sehnen intakt gelassen waren, während auf der nicht injizierten Seite der Gastrocnemius noch keine Erhöhung seines Dehnungswiderstands aufwies, trotzdem er nicht mehr unter dem Gegenzug seiner Antagonisten stand. Außerdem wurden Dehnungskurven des Musculus tibialis anticus sowohl auf der Seite, auf welcher sich eine Tetanusstarre des M. gastrocnemius entwickelt hatte, als auch auf der Gegenseite aufgenommen, welche eine gleiche Dehnbarkeit des M. tibialis beiderseits ergaben. Eine Veränderung im Kontraktionszustand der Antagonisten kann also ebenfalls beim Zustandekommen der Tetanusstarre keine Rolle spielen. Der Einfluß des Zentralnervensystems muß sich direkt auf den die Dauerkontraktion einnehmenden Muskel äußern.

Welcher Art ist nun dieser Impuls? Die Tatsache, daß sich Aktionsströme am tetanusstarren Muskel bisher nicht nachweisen ließen, legt den Gedanken nahe, daß das Zentralnervensystem infolge der Vergiftung in der Weise auf die Peripherie wirkt, daß wohl ein Impuls zur Verkürzung erfolgt, aber die normale Erschlaffung durch eine hemmende Innervation aufgehalten ist, daß also dadurch der Muskel wohl in Quellung gerät, aber nicht entquellen kann. Dies würde begreiflich machen, daß die Starre ohne meßbaren Energieumsatz und ohne Aktionsstrom einhergeht. *Fröhlich* und *Meyer* erwägen selbst die Möglichkeit, daß vom Zentralnervensystem her die nach der Kontraktion normalerweise eintretende Rückkehr zur vorherigen Länge gesperrt werde, und neuerdings hat *Kries* (zwar nicht für die Tetanusstarre, sondern ganz allgemein) an die Existenz von erschlaffungshemmenden Innervationen gedacht, nachdem die Untersuchungen von *Biedermann* und *Mangold* eine nervöse Förderung der Erschlaffung gezeigt haben. Es wurde daher untersucht, ob sich Anhaltspunkte für eine Verzögerung der Erschlaffung des mit dem Zentrum in Verbindung stehenden tetanusvergifteten Muskels finden lassen. Hierfür schienen auch Angaben der Literatur insofern zu sprechen, als *Brunner* trägen Zuckungsverlauf des M. orbicularis oculi bei Tetanusvergiftung beschrieb, ein Befund, den er allerdings als periphere Lähmung deutete und der nicht unwidersprochen blieb (*Gumprecht*).

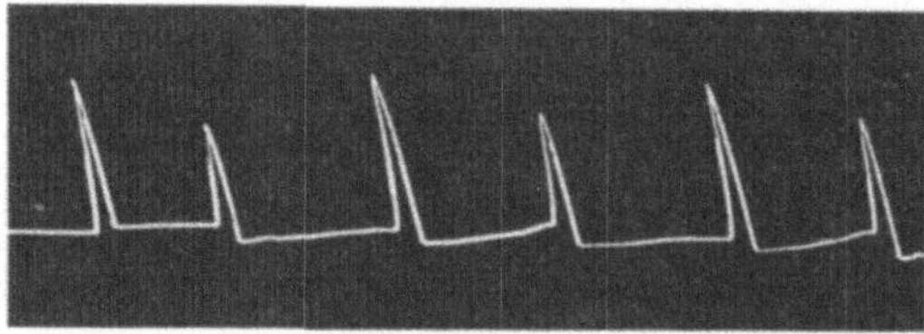

Abb. 9. Weiße Ratte, 2 Tage vor dem Reizversuch 0,1 mg Tetanustoxin in den linken Unterschenkel subcutan injiziert. KSZ des starren M. triceps bei 1 MA. Von rechts nach links zu lesen.

Es wurde darum an tetanusvergifteten Ratten der in Verkürzung befindliche Triceps surae gereizt, sowohl, solange er in Verbindung mit dem Zentralnervensystem stand, als auch nach Durchschneidung des zugehörigen N. ischiadicus. Die Achillessehne war von ihrem Ansatz losgelöst und stand mittels eines über eine Rolle geführten Fadens mit dem Schreibhebel in Verbindung. Der Muskel wurde sowohl direkt, als auch vom Nerven aus mit Einzelinduktionsschlägen resp. durch Unterbrechung eines Gleichstromes gereizt. Wie aus Abb. 9 ersichtlich ist, zeigt die Zuckungskurve des tetanusvergifteten Muskels keine Verzögerung im Ablauf der Erschlaffung. Die Kurve vor und nach Ischiadicusdurchschneidung zeigt denselben Verlauf, fällt steil bis zur Abszisse herab. Damit wird auch unwahrscheinlich, daß die Starre durch Impulse zustande komme, welche die Erschlaffung des vergifteten Muskels hemmen.

Auch die von *Sherrington* beschriebene Aufhebung der reziproken Hemmung (also die Aufhebung der Erschlaffung des Antagonisten bei Kontraktion des Agonisten) durch Tetanustoxin kann nicht die Ursache des Entstehens der Tetanusstarre sein. Dies geht schon daraus hervor, daß diese „Reflexumkehr" auch durch Strychninvergiftung erzielt werden kann, ohne daß diese einen der Tetanusstarre analogen Zustand zu erzeugen vermöchte. *Liljestrand* und *Magnus* haben überdies direkt gezeigt, daß der lokale Tetanus sich im M. triceps schon zu einer Zeit entwickelte, wo noch die aktive Beugung des Ellbogengelenks von einer Erschlaffung des Triceps begleitet war, und daß die Aufhebung dieser Erschlaffung des Triceps bei Kontraktion der Ellbogenbeuger sich erst sekundär zu der schon entwickelten Starre hinzugesellt.

Wenn also das Zentralnervensystem nicht durch eine Hemmung der Erschlaffung die Starreverkürzung des Muskels bewirkt, so müssen demnach vom Rückenmark zum Muskel während des Bestehenbleibens der Verkürzung Dauerimpulse fließen. Jene Rückenmarksegmente, welche die Starre im zugehörigen Muskel aufrechterhalten, müssen sich in einem Zustand der Dauererregung befinden. Dieser Schluß, zu dem wir per exclusionem gelangt sind, wird durch Befunde von *Magnus* und *Liljestrand* gestützt, welche zeigen konnten, daß das Erhaltenbleiben der andauernd auf das Zentrum einwirkenden propriozeptiven Impulse für das Bestehenbleiben der Tetanusstarre notwendig ist; denn sie fanden, daß Hinterwurzeldurchschneidung eine bestehende Starre aufhebt, andererseits eine 10 Tage vor der Tetanusimpfung erfolgte, einseitige Hinterwurzeldurchschneidung das Entstehen der Starre auf dieser Seite verhindert[1]). Erst die Injektion sehr großer Dosen von Tetanustoxin (50 mg einer 30proz. Lösung in einem Versuch von *Fröhlich* und *H. Meyer*) vermag auch nach doppelseitiger Hinterwurzeldurchschneidung einen lokalen Tetanus zu erzielen, was *Liljestrand* und *Magnus* wohl mit Recht darauf zurückführen, daß diese großen Giftmengen das Rückenmark in einen solchen Zustand der Übererregbarkeit versetzen, daß es nicht nur durch die propriozeptiven Impulse, sondern auch von anderen afferenten Nerven her in Dauererregung gebracht werden kann. Auch die Tatsache, daß nach Einspritzung von Tetanustoxin direkt ins Rückenmark auch nach Hinterwurzeldurchschneidung Starre in der zugehörigen Muskulatur beobachtet wurde, spricht nach ihnen nicht gegen den reflektorischen Ursprung der Starre beim normalen lokalen Tetanus, da ja die Einspritzung des Giftes in das Rückenmark selbst heftige sensible Erregungen in diesem verursacht und dadurch trotz Aufhebung der propriozeptiven Impulse die Starre auslösen kann.

Das den tetanusstarren Muskel versorgende Rückenmarkssegment muß sich also in einem Zustand der Dauererregung befinden, einer Dauererregung, welche durch die von den Propriozeptoren dieses Muskels zuströmenden Impulse aufrechterhalten wird. Diese Dauererregung betrifft die Vorderhornzelle selbst, denn die Tetanusstarre bleibt nach den Versuchen von *Magnus* und *Liljestrand* auch nach Exstirpation

---

[1]) Der Befund von Aufhebung der Starre durch kleinste Novocaindosen spricht nicht mit Sicherheit für eine reflektorische Genese dieser Dauerverkürzung, da neuerdings eine direkte Wirkung des Novocains auf die rezeptive Substanz des Muskels angenommen wird (vgl. S. 538).

des Ganglion stellatum im M. triceps bestehen und aus den eben erwähnten Befunden von *Meyer* und *Fröhlich*, daß die Injektion des Giftes in das Rückenmark auch nach Hinterwurzeldurchschneidung die Starre auslöst, ergibt sich, daß auch efferente, mit den Hinterwurzeln austretende Fasern, wie sie *Frank* für seine parasympathische Innervation in Anspruch nimmt, für das Entstehen der Starre nicht in Betracht kommen.

Wir sind also dazu gelangt, die Aufrechterhaltung der Tetanusstarre auf eine Dauertätigkeit der Vorderhornzellen zurückzuführen. Steht aber hiermit der Befund der Stromlosigkeit des starren Muskels nicht in Widerspruch? Die Existenz von oszillierenden Strömen im normalen, willkürlich oder reflektorisch erregten Muskel zeigt, daß die Tätigkeit der Vorderhornzelle gewöhnlich diskontinuierlich erfolgt. Sind wir genötigt, auf Grund des Befundes der Stromlosigkeit des Muskels anzunehmen, daß die Vorderhornzelle zur Aufrechterhaltung der statischen Innervation bei dieser Form der Dauerverkürzung eine andere Art der Tätigkeit angenommen hat, oder sind alle Arten von statischer Innervation als eine schwache tetanische Dauererregung (*P. Hoffmann, Einthoven*) zu betrachten? Zunächst ist darauf hinzuweisen, daß allem Anschein nach auch während des sog. Ruhezustands des Muskels die Tätigkeit der Vorderhornzelle nicht völlig eingestellt sein kann. Zeigte ja *Dittler*, daß das Zwerchfell in der Apnöe Aktionsströme abgibt, so daß also der Tonus des Zwerchfells als ein leichter Tetanus dieses Muskels zu betrachten ist. Das gleiche konnte *P. Hoffmann* beim Studium der Aktionsströme der ruhenden Augenmuskulatur nachweisen. Ferner ist darauf hinzuweisen, daß zum Entstehen von Contracturen durch Eingipsen einer Gliedmaße das Erhaltenbleiben zentripetaler Impulse von dem die Contracturstellung annehmenden Muskel nötig ist (*Fröhlich* und *Meyer*). Diese Dauertätigkeit der Vorderhornzelle, welche durch Erregungen aufrechterhalten wird, die ihr von dem betreffenden Muskel selbst zuströmen, verrät sich aber bei schwach entwickelter Contractur ebenfalls nicht in Stromschwankungen bei Ableitung des Elektromyogramms, während bei stärkerer Contractur die beteiligte Muskulatur deutlich oszillatorische Ströme aufweist (*Schäffer* und *Weil*). Dies deutet schon darauf hin, daß die Erregungen, welche von der nur unter dem reflektorischen Einfluß der propriozeptiven Impulse stehenden Vorderhornzelle ausgehen, zwar diskontinuierlich, aber sehr gering sind, so daß die Stromschwankungen, welche durch diese Dauertätigkeit der Vorderhornzelle im Muskel ausgelöst werden, an der Grenze unserer bisherigen Methodik liegen. Auch zeigt es sich, daß mit dem weiteren Ausbau der Methoden immer mehr Zustände scheinbarer Stromlosigkeit sich aus oszillatorischen Erregungen zusammengesetzt erweisen. So wurde erst in der jüngsten Zeit für die hypnotische Katalepsie, bei der übrigens schon *Fröhlich* und *Meyer* eine geringe Saitenunruhe feststellen konnten, durch *Rehn*, *Weigeldt*, ferner bei der Bulbocapninkatalepsie durch *de Jong*, beim Parkinson-Rigor durch *Rehn*, bei der Katatonie durch *Höber* oszillierende Muskelströme nachgewiesen. Aber auch jene Fälle von Dauercontractur, bei welchen der Nachweis von Aktionsströmen gelang, zeigen das Gemeinsame, daß die registrierten Schwankungen der Galvanometersaite recht gering sind im Vergleich zu den Ausschlägen, die man bei Innervation einer Bewegung erhält. So betont beispielsweise auch *Buytendyk* von der Enthirnungsstarre die Geringgradigkeit der hier zu beobachtenden Aktionsströme.

Diesen auffallenden Unterschied in der Stärke der Saitenausschläge zwischen tonischen Krampfzuständen einerseits, einer willkürlich oder

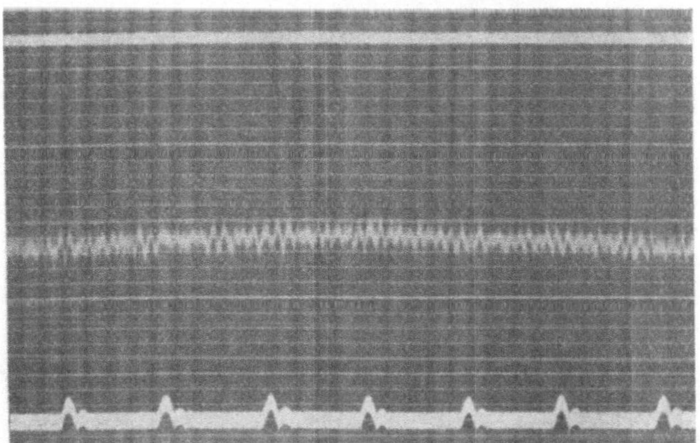

Abb. 10. Elektrogramm der Handgelenks- und Fingerbeuger während der Geburtshelferstellung der rechten Hand im Tetaniekrampf. Ableitung rechte Schulter — rechter Vorderarm. Empfindlichkeit: 1 Millivolt = 34 mm. Zeit in ¹/₅ Sekunden.

reflektorisch ausgelösten kinetischen Kontraktion andererseits konnte ich deutlich bei der elektromyographischen Untersuchung des Schusterkrampfs beobachten. Daß dieser tonische Krampfzustand durch diskontinuierliche, reflektorisch aufrechterhaltene Erregungen zustande kommt, ist ja schon von *Schäffer* gezeigt worden, während *Wertheim-Salomonson* die Frage nach der Natur der Karpopedalspasmen offen ließ, wenn er auch zur Ansicht neigt, daß sie tonischen Ursprungs seien. Ich suchte bei zwei Fällen von typischer Tetanie[1]), bei welchen sich das *Trousseau*sche Phänomen leicht auslösen ließ, während der Anstellung dieses Versuches Aktionsströme von der Unterarmmuskulatur abzuleiten (Ableitung vom Unterarm und der Schulter der gleichen Seite). Abb. 10 zeigt, daß während des Krampfes deutliche Stromschwankungen in der

---

[1]) Der eine Fall ist in der Zeitschr. f. d. ges. Neurol. u. Psychiatr. **70**, 13. 1921 publiziert.

kontrahierten Muskulatur bestehen, Schwankungen, die allerdings nur zum Teil auf den Krampf zu beziehen sind, da eine ganz leichte Saitenunruhe auch bei Ableitung von der ruhenden Muskulatur registriert wurde. Die Ausschläge der Saite weisen aber sofort eine unvergleichlich größere Amplitude auf, sobald die im Krampfanfall kontrahierte Beugemuskulatur des Unterarms passiv gedehnt wird (Abb. 11). Ebenso zeigten sich, wenn die Versuchsperson in einem anfallfreien Stadium willkürlich die Faust schloß, viel beträchtlichere Saitenausschläge als während des Krampfes.

Während also die Vorderhornzelle bei der kinetischen Innervation Tetani erzeugt, welche von einem deutlich nachweisbaren Energieumsatz, von recht beträchtlichen Stromschwankungen im Muskel begleitet

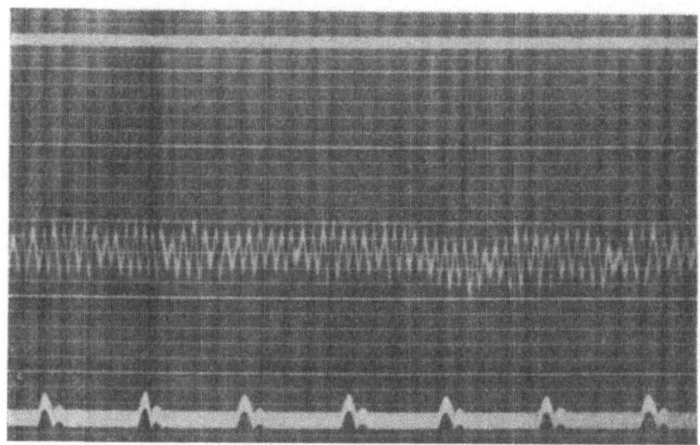

Abb. 11. Elektrogramm bei passiver Dehnung der während des Krampfanfalls kontrahierten Unterarmmuskeln. Sonstige Anordnung wie bei Abb. 10.

sind, vermag sie Zustände von Dauerverkürzung mit minimalen Impulsen aufrechtzuerhalten, welche sich, soweit ihr Nachweis bisher gelang, durch die Geringgradigkeit der entstehenden Ströme auszeichnen, aber doch einen diskontinuierlichen Charakter haben. Die Analyse der Tetanusstarre hat uns dazu geführt, auch diese anscheinend stromlosen[1]) Zustände von Dauerverkürzung als durch eine Dauertätig-

---

[1]) Neueste Untersuchungen von *Hansen, Hoffmann* und *von Weiszäcker* sollen mit einer Verfeinerung der Technik in jedem Fall abnormer Tonussteigerung Aktionsströme nachgewiesen haben. Es ist das Erscheinen der ausführlichen Mitteilung dieser Versuche, über die mir bisher nur eine kurze Bemerkung von *Grafe* (Dtsch. Arch. f. klin. Med. **139**, 155. 1922) und ein Bericht eines nicht gehaltenen Vortrages von *Weiszäcker* aus den Verhandl. d. Ges. deutscher Nervenärzte (Braunschweig 1921, S. 262) zugänglich sind, abzuwarten. Falls die Befunde der Autoren sich aber bestätigen sollten, würden sie eine wichtige Stütze der hier vorgebrachten Ansicht darstellen, daß statische und kinetische Innervation nur quantitativ voneinander verschieden sind. Anmerkung bei der Korrektur: Die Arbeit ist inzwischen in der Zeitschr. f. Biol. **75**, 121. 1922 erschienen.

kcit der Vorderhornzelle bedingt anzusehen, die nach den Befunden von *Liljestrand* und *Magnus* durch kontinuierliche Erregungen von seiten der Propriozeptoren aufrechterhalten wird. Es ließ sich aber vorderhand kein Anhaltspunkt dafür finden, daß dieser Zustand durch einen Innervationsmechanismus bewirkt wird, der von der statischen Innervation jener Zustände qualitativ verschieden wäre, bei welchen sich bisher oszillierende Muskelströme nachweisen ließen. Solange aber der positive Nachweis eines besonderen Innervationsmechanismus[1] für die Fälle anscheinend stromloser Dauerverkürzung nicht erbracht ist, müssen wir für diese ebenso wie für jene Kontraktionsformen, bei welchen Stromschwankungen im Muskel beobachtet werden konnten, *die statische Innervation als nur dem Grade nach verschieden von der kinetischen betrachten.*

Zusammenfassung.

1. Die Geringgradigkeit des Energieverbrauchs, welcher die Dauerverkürzung begleitet, kann nicht darauf zurückgeführt werden, daß der statische Stoffwechsel durch einen besonderen, über das Kreatin führenden Eiweißumsatz charakterisiert ist. Jene Fälle von Dauerverkürzung, bei welchen sich bisher überhaupt kein erhöhter Stoffwechsel gegenüber dem Ruhezustande nachweisen ließ, können ja von vornherein nicht durch vermehrte Bildung einer Substanz als Endprodukt eines Eiweißzerfalls erklärt werden. Jene Formen aber, welche infolge des Nachweises oszillierender Ströme als Summation von Einzelzuckungen angesprochen werden müssen, können sich von der kinetischen Verkürzung bloß quantitativ, durch den besonders trägen Abfall der sie zusammensetzenden Zuckungen unterscheiden; (eine geringere Intensität der Einzelstöße kommt ja als Ursache einer erhöhten Kreatinbildung nicht in Betracht). Es ist aber bisher kein Fall bekannt, wo eine verzögerte Erschlaffung bloß von Kreatinvermehrung ohne Anhäufung von Milchsäure im quergestreiften Muskel begleitet war. Am Beispiele der anoxybiotischen Zuckung konnte anderseits gezeigt werden, daß vermehrte Kreatinbildung keine notwendige Bedingung der Verzögerung der Erschlaffung von Einzelkontraktionen darstellt; wir müssen daher für diese ebenso wie für die aus ihnen zusammengesetzten Formen von Dauerverkürzung die Veränderungen im Kohlehydratstoffwechsel als die maßgebende Ursache der Kontraktion betrachten.

2. Auf Grund der Quellungstheorie der Muskelkontraktion sind Diffe-

---

[1]) Die von *F. H. Lewy* und *de Meyer* als Tonusstrom beschriebenen, langsamen Saitenabweichungen können wohl nicht als Ausdruck eines besonderen Sperrmechanismus angesehen werden. *Weigeldt* konnte sie nicht wiederfinden und betrachtet sie wohl mit Recht als die Folge kleiner Lageveränderungen der Elektroden.

renzen in der Kontraktionsform verschiedener, in gleicher Weise gereizter Muskeln durch periphere, im Muskel gelegene Faktoren zu verstehen.

a) Am Adductor der Auster konnte gezeigt werden, daß jener Anteil, welchem die Sperrfunktion zufällt, stärker quillt und sein Quellungswasser mit größerer Avidität festhält, als der Bewegungsmuskel. Die Fähigkeit des Sperrmuskels, den einmal erlangten Quellungszustand mit großer Zähigkeit gegenüber dehydrierenden Maßnahmen festzuhalten, macht vielleicht auch das Zustandekommen der stromlosen Dauerverkürzung in diesem Falle verständlich.

b) Zwischen roten und weißen Säugermuskeln konnte kein Unterschied im Quellungsvermögen resp. der Entquellbarkeit gefunden werden, welcher den verschiedenen Zuckungsablauf erklären könnte. Auch die Vorstellung, daß die rasche Zuckung in der Fibrille, die langsame Kontraktion im Sarkoplasma ablaufe, mußte abgelehnt werden, da auch die langsame Verkürzung von Änderungen der Doppelbrechung begleitet ist, welche nicht auf das Sarkoplasma bezogen werden können. Dem Sarkoplasma kommt höchstens insofern eine Rolle zu, als seine Eiweißteilchen durch die während der Kontraktion gebildete Milchsäure ebenfalls in Quellung geraten und damit die Summe der Widerstände vermehrt ist, welche der Erschlaffung entgegenwirken. Es ist daran zu denken, daß die verschiedene Stärke der Säurebildung im blassen und roten Muskel mit für die Verschiedenheiten im Zuckungsablauf verantwortlich zu machen ist. Denn bringt man von zwei gleichen Muskeln durch Zusatz verschiedener Konzentrationen derselben Säure den einen zu rascherer und stärkerer Quellung als den anderen und verwendet dann die gleiche Neutralsalzlösung zur Entquellung, so gibt der erstere Muskel sein Quellungswasser auch wieder leichter und innerhalb kürzerer Zeit ab. Die stärkere Säurebildung im blassen Muskel, die in diesem zu einer stärkeren Ionisation des Eiweißes führt, könnte also daran Schuld tragen, daß es in ihm eher zur Entionisierung und Dehydratation der Eiweißteilchen kommt und dadurch die Erschlaffung in ihm rascher abläuft als im roten Muskel.

3. Jene Formen von Dauerverkürzung, bei welchen die peripheren, im Muskel gelegenen Faktoren zur Aufrechterhaltung der Spannung nicht ausreichen, die also zentral, durch eine statische Innervation bedingt sind, ließen bisher nur ganz schwache oder überhaupt keine Aktionsströme im Muskel nachweisen. Soweit dieser Nachweis gelang, kann die statische Erregung von der kinetischen nur dem Grade nach verschieden sein. Der Mechanismus der anscheinend stromlosen Dauerverkürzung wurde am Beispiel der Tetanusstarre zu analysieren versucht. Es konnte weder eine Veränderung in der Quellbarkeit resp. im Entquellungsvermögen des Muskels, noch eine erhöhte Dehnbarkeit der Antagonisten resp. eine zentral bedingte Hemmung der Erschlaffung

nachgewiesen werden. Auch die durch das Tetanustoxin bewirkte Reflexumkehr kann nicht Ursache der Starre sein, weshalb per exclusionem die Annahme einer Dauererreguug der Vorderhornzelle als Ursache der Starre nahegelegt wird. Da bisher kein positiver Anhaltspunkt dafür erbracht ist, daß diese Dauererregung der Vorderhornzelle durch einen Innervationsmechanismus bedingt wird, der von dem der kinetischen Innervation qualitativ verschieden ist, können wir auch die Formen von anscheinend stromloser Dauerverkürzung vorderhand nur als quantitativ verschieden von der kinetischen Kontraktion betrachten.

Kapitel IV.
Die Messung des Muskeltonus.

a) Bisherige Methoden.

Der tonisch verkürzte Muskel zeigt gegenüber dem atonischen eine Veränderung seiner Konsistenz, indem einerseits seine Eindrückbarkeit verringert, andererseits der Widerstand vermehrt ist, den er einer Dehnung entgegensetzt. Man kann daher auf zweierlei Weise ein Maß des Muskeltonus zu gewinnen suchen: Durch Bestimmung des Widerstandes, den der Muskel gegen eine auf ihn drückende Kraft leistet, oder durch Messung der Spannung, die zur Erzielung einer gewissen Verlängerung überwunden werden muß.

Die Eindrückbarkeit des Muskels läßt sich auf einfache Weise durch einen von *A. Exner* und *J. Tandler* angegebenen Apparat bestimmen. Derselbe besteht aus drei, an einem Querbalken befestigten Hohlzylindern, welche in ihrem Innern je einen, durch eine Spiralfeder nach abwärts gedrückten Metallstab tragen. Die beiden Seitenzylinder tragen viel schwächere Federn als der mittlere. Der Apparat wird auf den zu messenden Muskel so stark aufgedrückt, daß die aus den beiden Seitenzylindern etwas herausragenden Metallstäbe bis zu einer bestimmten Tiefe eingedrückt werden. Es wird also bei allen Messungen auf diese Weise der gleiche Druck angewendet und abgelesen, wie tief der Muskel bei Anwendung dieses Drucks den mittleren, von der stärkeren Spiralfeder gehaltenen Stab in seinen Zylinder einschiebt.

Noyons und *Uexküll* verwenden zur Untersuchung der „Härte" des Muskels einmal ein von dem ersteren Autor konstruiertes *Gewichtssklerometer*, welches die Tiefe des Eindrucks angibt, den ein an der Oberfläche des Muskels durch einen Elektromagneten schwebend erhaltenes Gewicht nach Unterbrechung des Stroms im Muskel erzeugt. Ein zweiter von ihnen benützter Apparat ist das von *Wertheim-Salomonson* angegebene *Federsklerometer*, welches nicht nur die Tiefe des Eindrucks registriert, den eine Pelotte unter dem Druck einer Spiralfeder im Muskel hervorruft, sondern auch die von der Spiralfeder erzeugte Spannung mißt. Schließlich verwenden sie das *ballistische Sklerometer* von *Noyons*, welches auf dem Prinzip beruht, daß ein Pendel, das gegen einen Gegenstand schlägt, um so weniger gedämpft wird, je härter dieser Gegenstand ist. Der kurze Arm eines Pendels trägt ein Glashämmerchen, das gegen den zu untersuchenden Muskel schlägt, der lange Arm trägt ein in der Stellung variierbares Gewicht. Die Zahl und Höhe der Schwingungen des Pendels geben ein Maß der Härte.

Gildemeister hebt hervor, daß der Muskel nach einer Deformation wieder die ursprüngliche Gestalt annimmt, daß wir darum, wenn wir gegen den Muskel einen Druck ausüben, die *Eindringungselastizität* beurteilen; diese kann durch die Stoßzeit eines auf den Muskel fallenden Gewichtes bestimmt werden, indem der Eindringungsmodul mit genügender Genauigkeit umgekehrt proportional dem Quadrat der Stoßzeit ist, welch letztere nach dem Verfahren von *Pouillet* (mittels der Ausschläge eines Galvanometers) bestimmt wird.

Alle diese Methoden[1]), welche die Eindrückbarkeit des Muskels zu messen trachten, haben den Vorteil, daß sie auch am unversehrten Körper den Zustand eines *bestimmten* Muskels feststellen, soweit das Resultat nicht durch die verschiedene Dicke des über dem Muskel befindlichen Fettpolsters, den Turgor der Haut, die reflektorisch durch den Druck ausgelösten Kontraktionen beeinflußt wird. Es fragt sich aber, ob die Bestimmung der Resistenz des Muskels uns genügend über die funktionell interessierenden Eigenschaften oder Änderungen des tonisch verkürzten Muskels aufklären kann. Die Aufgabe der Muskulatur besteht, wie wir schon angedeutet haben, einerseits in der Leistung von Arbeit resp. Bewegung, andererseits in der Haltefunktion; im ersteren Falle hat sich der Muskel gegenüber dehnenden Widerständen zu verkürzen, im letzteren Falle gegenüber dehnenden Kräften eine bestimmte „Dauerlänge" aufrechtzuerhalten. Ähnlich wie wir über die Fähigkeit des Muskels zur Arbeitsleistung Aufschluß erhalten, indem wir bestimmen, wie groß der Gegenzug sein kann, gegen den er sich um ein bestimmtes Maß zu verkürzen vermag, gewinnen wir über die Haltefunktion nur dadurch ein direktes Maß, daß wir den *Dehnungswiderstand* feststellen, den er dem Versuch einer Änderung seiner Dauerlänge entgegensetzt. Die Härte des Muskels ist zwar auch Ausdruck seines Tonus; für den, der die Funktion des Tonus, resp. die durch Tonusänderungen gesetzen Funktionsstörungen studiert, stellt die Härte doch nur einen Nebeneffekt dar; sie kann höchstens ein indirektes Maß der Haltefunktion liefern, während die Messung des Dehnungswiderstandes uns ein direktes Maß hierfür gibt. Wenn auch

---

[1]) Neuerdings beschreibt *E. Mangold* eine einfache Methode der Härtebestimmung (Arch. f. d. ges. Physiol. **196**, 200. 1922), auf die hier leider nicht mehr eingegangen werden kann.

Uexküll gezeigt hat, daß die „Sperrung" von Muskeln mit einer „Verdichtung", einer Zunahme ihrer Härte einhergeht, so kann uns doch die Messung der Resistenz des Muskels gegen Druck nur ungefähre Schlüsse auf ihren Dehnungswiderstand gestatten, solange wir nicht wissen, ob Änderungen der Muskelspannung regelmäßig von gleichsinnigen Änderungen der Härte begleitet sind, solange wir nicht die zahlenmäßigen Beziehungen kennen, die zwischen Dehnungswiderstand und Eindrückbarkeit des Muskels bei wechselnder Belastung, bei verschiedenen normalen und pathologischen Änderungen des Muskeltonus herrschen.

Die angeführten Methoden der Resistenzprüfung scheinen mir am ehesten für jene Muskelgruppen wertvoll, die schon unter normalen Bedingungen Änderungen des Seitendrucks standzuhalten haben und an denen die Messung des Widerstandes gegen Längsdehnung am unversehrten Objekt nicht möglich ist, wie beispielsweise an der Bauchmuskulatur. Für die Extremitätenmuskulatur haben dagegen die Methoden, welche eine Messung des Dehnungswiderstandes bezwecken, den Vorzug, jene Eigenschaft direkt zu messen, welche die wichtigste Funktion des Tonus charakterisiert, seine Wirkung gegenüber Faktoren, welche eine *Haltungsänderung* herbeizuführen suchen.

Ändert sich der Tonus eines Skelettmuskels, so wird auch seine Dauerlänge wechseln, sofern die Summe der entgegenziehenden Kräfte (Schwerkraft, Bänderzug, Antagonisten) gleich bleibt. Die Haltungsänderungen, die infolge von Tonusstörungen auftreten, können daher zur Erkennung derselben verwendet werden, was vor allem bei einseitigen Störungen, die zu deutlichen Asymmetrien der Haltung führen, in Betracht kommt, wie beispielsweise bei unseren Versuchen mit einseitiger Labyrinthexstirpation (s. Kap. II). Für eine genauere Charakterisierung der Tonusänderung ist aber die Bestimmung des Spannungswiderstandes gegen Belastung aus den oben angeführten Gründen notwendig. Während man aber im Tierversuch die Längenänderungen des Muskels bei verschiedener Belastung durch Abtrennung der Ansatzsehne, an welcher das dehnende Gewicht angreift, leicht direkt bestimmen und registrieren kann (vgl. z. B. die Versuche von *Langelaan*), gelingt dies beim Menschen nur ausnahmsweise, etwa bei Amputierten mit *Sauerbruch* schem Wulst, während man in der Regel darauf angewiesen ist, die Änderungen in der gegenseitigen Stellung der dem Muskel zur Insertion dienenden Knochen als Maß seiner Längenänderung zu benützen.

Dieses Prinzip haben am Menschen zuerst *Donders* und *van Mansvelt* angewendet, indem sie den Winkel bestimmten, um den der gegen den vertikal herabhängenden Oberarm gebeugt gehaltene Unterarm nach aufwärts schnellt, wenn ein am Unterarm angreifender Gewichtszug plötzlich wegfällt. Diese Versuche geben aber, abgesehen von den Fehlerquellen der Methode, höchstens über die Dehnbarkeit von willkürlich innervierten Muskeln einen gewissen Aufschluß, da ja die Versuchsperson zu Beginn des Experiments den Unterarm gegen die Schwerkraft durch willkürliche Innervation ihrer Oberarmmuskulatur in der Ausgangsstellung erhalten mußte.

Erst *Mosso* hat einen Apparat konstruiert, welcher die Dehnung eines willkürlich nicht innervierten Muskels zu beobachten gestattete. Er bestimmt die Verlängerung des Musculus triceps surae durch die Dorsalflexion, welche ein an der Fußspitze angreifendes Gewicht erzielt. Der Unterschenkel der Versuchsperson hängt vertikal abwärts, das spannende Gewicht ist über eine Rolle geführt und sucht das Fußspitzenende des sandalenförmigen Apparates, in dem der Fuß steckt, nach aufwärts zu ziehen; es wird der Winkel gemessen, den der Fuß mit der Horizontalen einnimmt.

Neuerdings hat *Reijs* die Methode von *Mosso* für die Fingerbeuger modifiziert. Er registriert die Dehnung des Musculus flexor digitorum sublimis des rechten Ringfingers; Hand, Grund- und Endgelenk dieses Fingers sind an einem Rad immobilisiert, dessen Drehungsachse mit der des allein beweglichen Gelenks zwischen Grund- und Mittelphalanx zusammenfällt. Als dehnendes Gewicht dient fließendes Wasser, welches das Rad zu drehen sucht.

In geistreicher Weise hat *Rieger* ein Bild der Widerstände zu gewinnen getrachtet, die sich dem passiven Abbiegen des Unterschenkels entgegensetzen. Der Unterschenkel des liegenden Patienten wird durch Gegengewichte frei schwebend erhalten, deren Zug über eine Rolle geführt ist und den Fuß zu heben trachtet. Durch sukzessives Verringern dieser Gegengewichte resp. durch Anhängen von Gewichten an einem Rollenzug, der den Unterschenkel nach abwärts zu drehen sucht, wird eine allmähliche Beugung des Kniegelenks erzielt. Die durch die jedesmalige Gewichtsänderung erzielte Beugung wird durch ein Hebelsystem auf eine berußte Trommel übertragen. Der gleiche Versuch wird an einer skelettierten unteren Extremität ausgeführt, an der ein Gummiband den gleichen Zug wie der Quadriceps ausüben soll. *Rieger* mißt die Verlängerung des Gummibandes bei den verschiedenen Stellungen des Kniegelenks und bestimmt dann an dem herausgenommenen Gummiband direkt, durch welchen Gewichtszug die den einzelnen Gelenksstellungen entsprechenden Verlängerungen des Gummibands bewirkt werden. Auf diese Weise bestimmt er, wie groß der tatsächlich am Gummiband angreifende Zug bei den einzelnen Einstellungen ist.

Sucht *Rieger* auf diese Weise die Schwierigkeiten der Berechnung der tatsächlichen Spannung des Muskels durch Vergleich mit dem Zug eines Gummibandes zu umgehen, so setzt sich *Hartenberg* über diese

Schwierigkeiten einfach hinweg. Er bestimmt den Winkel zwischen Dorsum manus und Vorderarm, den ein die Hand streckender Zug hervorbringt, wählt als ziehende Kraft $^1/_{10}$ der dynamometrisch gefundenen Kraft des Individuums. Er glaubt in dem gefundenen Winkel ein Maß für den Tonus der Flexoren zu erhalten, ohne zu berücksichtigen, daß sich die Wirkung der die Hand streckenden Zugkraft mit dem Winkel, den Zugrichtung und Hand miteinander einschließen, fortwährend ändern muß, ohne auf die während der Dorsalflexion unvermeidliche Verschiebung des Handrückens gegen das auf demselben liegende Brett und den dadurch bedingten Reibungswiderstand Rücksicht zu nehmen usw. Überdies gibt seine Methode, da sie nur die Dehnung des Muskels bei einer bestimmten Belastung mißt, keinen Aufschluß über die Änderungen der Muskelspannung mit wechselnder Belastung.

Die Dehnungskurven, welche vom unversehrten Muskel des Menschen von *Mosso* und *Benedicenti* erhalten wurden, zeigten einen charakteristischen Verlauf. Sie steigen im Beginn der Belastung ganz flach an, um erst bei weiter zunehmender Belastung steiler zu werden. Die gleiche Eigentümlichkeit erhält auch *Langelaan*, der mit demselben Apparat arbeitete und *Reijs*, der statt am Triceps surae am Musculus flexor digitorum sublimis seine Versuche ausführte. Dieser Verlauf der Dehnungskurve ist, wie *Mosso* selbst hervorhebt, von dem der Kurven isolierter Muskeln ganz verschieden (vgl. *Blix*, *Brodie*, *Langelaan*). Es fragt sich aber, ob man die am unversehrten Individuum gewonnenen Dehnungskurven mit der Längenspannungskurve des isolierten Muskels vergleichen kann, da ja bei fortschreitender Beugung eines Gelenks die Winkel, unter welchen der zu prüfende Muskel, sowie das ihn spannende Gewicht angreifen, und damit auch die Größe der entsprechenden Drehmomente fortwährend wechseln müssen [1]. *Rieger* hat diese Schwierigkeit wohl erkannt und meint darum für seinen Apparat, „jeder Versuch,

---

[1] *Mosso* sucht eine Vorstellung von der tatsächlichen Spannung des Triceps surae zu gewinnen, indem er einfach den im Talocruralgelenk dorsal flektierten Fuß als einen zweiarmigen Hebel betrachtet, an dessen kürzerem Schenkel die Sehne des Muskels, an dessen längerem Schenkel das gegenziehende Gewicht angreift. Ganz abgesehen davon, daß er das Gewicht des Fußes vernachlässigt, hat seine Berechnung nur dann Gültigkeit, wenn beide am Hebel angreifenden Kräfte während aller Phasen der Flexion vertikal gerichtet sind, was aber für stärkere Grade der Beugung nicht zutreffen kann. Wenn bei horizontal stehendem Fuß die Zugrichtung des Triceps und auch das von der Rolle zur Fußspitze gezogene Seil vertikal stehen, so muß am Ende einer Dorsalflexion sowohl der Muskel als auch der Gegenzug von der Vertikalen abweichen, und zwar letzterer stärker als der erstere, da ja die Fußspitze infolge ihrer weiteren Entfernung von der Drehungsachse einen größeren Kreisbogen beschreibt als die Ansatzstelle des Triceps. Dieser Fehler wird um so größer sein, je niedriger die Rolle angebracht ist, über welche der Gegenzug geführt wird.

etwas zu berechnen, ist lediglich Vergeudung von Zeit", nachdem sich alle Angriffswinkel fortwährend stark ändern. Doch auch der von ihm gewählte Ausweg, die Dehnung eines Gummibandes zum Vergleich mit dem zu untersuchenden Muskel heranzuziehen und die Gewichte zu bestimmen, welche die den einzelnen Gelenkstellungen entsprechende Verlängerung des Gummibandes bewirken, gibt uns nicht die wahre Größe der Muskelspannung an, denn es ist klar, daß die Größe des Gewichtes, welches eine bestimmte Verlängerung des Gummibandes bewirkt, von der Dehnbarkeit dieses Gummibandes abhängt, man also je nach der Dehnbarkeit dieses Bandes verschiedene Werte bekommt. Die *Rieger*schen Experimente zeigen darum wohl deutlich den Unterschied im Verhalten des tonischen Muskels gegenüber einem bloß elastischen Bande, sein Apparat gibt aber kein Maß der tatsächlichen Größe des Tonus.

Es schien daher nötig, eine Versuchsanordnung zu wählen, welche es gestattet, aus der Bestimmung des Winkels, den die Gelenksteile bei verschiedener Belastung gegeneinander einnehmen, die tatsächlich jeder Gelenksstellung entsprechende Zugwirkung der zu untersuchenden Muskulatur zu berechnen.

b) *Eigene Methode.*

Zur Bestimmung wurde der Musculus quadriceps cruris gewählt, weil wir es hier mit einem Muskel zu tun haben, dessen Endsehne die einzige ist, welche über die eine Seite des Gelenkes hinwegzieht und eine genügende Fixation schon allein durch das gegenseitige Massenverhältnis von Rumpf-Oberschenkel einerseits und Unterschenkel andererseits gewährleistet wird, so daß eine besondere Fixation durch Binden, welche den Quadriceps einschnüren und seine Dehnbarkeit dadurch beeinflussen könnten, unnötig ist. Der Apparat besteht demnach (Abb. 12) im Wesen aus zwei in Scharniergelenken gegeneinander drehbaren Brettern; auf dem einen, welches an den Untersuchungstisch durch Klemmen fixiert wird, ruht der Oberschenkel des liegenden Patienten, auf dem anderen der Unterschenkel. Die einander zugekehrten Schmalseiten der Bretter sind konkav ausgeschnitten, um eine Reibung der Beugesehnen zu vermeiden. Würde die Achse des Scharniergelenkes einfach der Schnittlinie der beiden Bretter entsprechen, also die Kniegelenksachse einige Zentimeter über derselben liegen, so wäre ein gegenseitiges Aneinandergleiten von Unterschenkel und Brett während jeder Beugung oder Streckung im Kniegelenk die Folge und die bei dieser Verschiebung unvermeidliche Reibung des Unterschenkels an dem ihm zur Unterstützung dienenden Brett würde einen Widerstand bedeuten, der in unberechenbarer Weise das Resultat beeinflußt. Deshalb tragen Oberschenkel- und Unterschenkelbrett zu beiden Seiten je eine Leiste von 5 cm Höhe und erst an diese Leiste ist je ein die beiden Bretter verbindendes Scharnier befestigt. Die Leisten des Unterschenkelbrettes tragen überdies je eine doppelt rechtwinklig geknickte (Z-förmige) Eisenplatte; ein Ende derselben ist an die Leiste angeschraubt, das zweite Ende trägt eine Klammer zur Fixierung eines Eisenstabes, der die Aufgabe hat, mittels angehängter Gewichte das Unterschenkelbrett samt der darauf ruhenden Extremität in Schwebe zu erhalten. Dieser Stab ist rechtwinklig gebogen, in seinen kürzeren Schenkel ist eine Vertiefung gebohrt, in welche die Schraube der Klammer eingreift. Diese Vertiefung wurde in der Richtung gebohrt, daß bei Fixation des kurzen Schenkels in der Klammer der längere Schenkel des Eisenstabes mit dem Unterschenkelbrett einen Winkel von 135° einschließt. Zur Fixation des Eisenstabes auf der

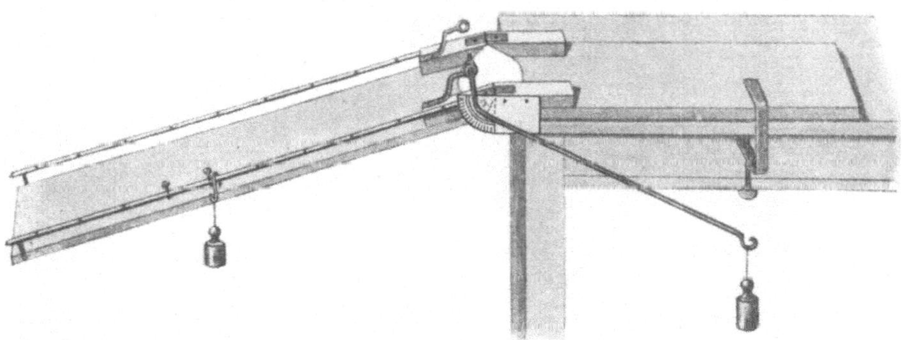

Abb. 12. Apparat zur Tonusmessung beim Menschen.

gegenüberliegenden Leiste (bei Messung der kontralateralen Extremität) muß natürlich der kurze Schenkel des Eisenstabes eine entsprechende zweite Bohrung tragen. Man fixiert also den Eisenstab je nach der Extremität, welche gemessen werden soll, in der linken resp. rechten Klammer unter Benützung der entsprechenden Bohrung. An seinem langen Schenkel trägt der Eisenstab einen Ring zur Aufhängung der Gewichte, welche den Unterschenkel in Schwebe erhalten sollen. Das Unterschenkelbrett trägt in Fortsetzung der Leiste jederseits einen schmalen Eisenstreifen, an dem in Entfernung von 5, 10, 15 ... bis 50 cm von der Scharnierachse Löcher angebracht sind, in welche entsprechende Stifte eingesteckt werden können, welche die Arretierung des an dem Eisenstreifen in einer Schlinge hängenden Gewichtes in der gewünschten Entfernung von der Gelenksachse besorgen.

Der ganze Apparat stellt somit einfach einen Winkelhebel dar. Die Last wird durch das Gewicht von Unterschenkel plus Brett und anhängenden Gewichten dargestellt, die Kraft durch den Zug des Quadriceps (minus dem Zug der Kniebeuger) und durch die mittels des Stabes angreifenden Gewichte repräsentiert. Die Berechnung des Zuges des Quadriceps (der unter der Gegenwirkung seiner Antagonisten steht) gestaltet sich demnach folgendermaßen (vgl. Abb. 13):

Für den Apparat allein, an dem nur am Ende des Eisenstabes das aufwärtsdrehende Gewicht G und in der Entfernung l von der Apparatachse das abwärtsdrehende Gewicht ξ am Unterschenkelbrett angreifen, gilt die Gleichung:

$$(\xi\, l + Pp)\cos y = K, \qquad\qquad \text{I}$$

wenn y den vom Unterschenkelbrett mit der Horizontalen gebildeten Winkel darstellt, P das Gewicht des Unterschenkelbrettes bedeutet, dessen Schwerpunkt in der Entfernung p vom Drehpunkt liegt und K die Summe der an dem Eisenstab bei dieser Stellung wirkenden Drehmomente repräsentiert. Wenn auf dem Unterschenkelbrett noch Unterschenkel + Fuß eines Leichnams liegen, deren Gewicht (U) in

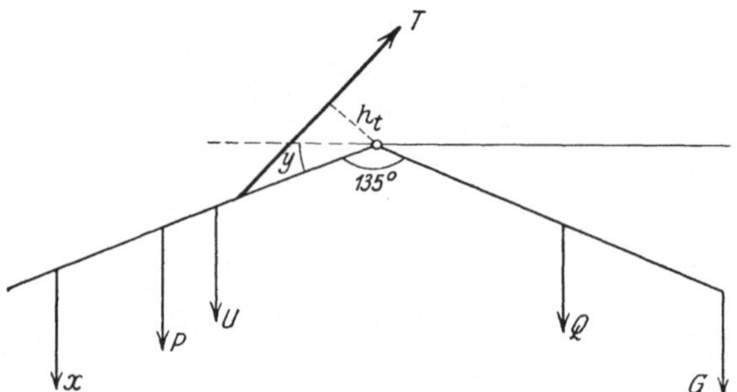

Abb. 13. Schema der am Tonusmeßapparat (Abb. 12) angreifenden Kräfte. P = Gewicht des Unterschenkelbrettes. U = Gewicht des Unterschenkels. X = Dehnendes Gewicht. Q = Gewicht des Eisenstabes. G = Gegengewicht. T = Zugrichtung der Quadricepssehne. h_t = Abstand der Quadricepssehne vom Drehpunkt des Gelenks. y = Beugungswinkel.

der Entfernung u von der Drehungsachse angreift, so geht bei gleichbleibendem Drehungswinkel y die Gleichung I in die folgende Gleichung

$$(x_1\, l + Pp + Uu)\cos y = K \qquad\qquad \text{II}$$

über[1]), wenn das Gegengewicht G dasselbe bleibt und zur Erzielung des gleichen Ausschlags y nur das abwärtsdrehende Gewicht geändert wird (x_1 statt ξ).

Liegt schließlich auf dem Apparat die Versuchsperson, deren Quadriceps (nach Abzug der Gegenwirkung der Beuger) die Spannkraft T und das Drehmoment Th_t aufweist, so gilt die Gleichung

$$(x_2\, l + Pp + Uu)\cos y - Th_t = K, \qquad\qquad \text{III}$$

wenn wieder das Gegengewicht G und der abgelesene Beugungswinkel y gleich bleiben und nur das abwärtsdrehende Gewicht (x_2) geändert wird; h_t bedeutet den Abstand der Quadricepssehne von der Gelenksachse.

---

[1]) Um die Berechnung nicht zu sehr zu komplizieren, wird das Kniegelenk als einfaches Scharniergelenk betrachtet, dessen Achse mit der des Apparates zusammenfällt, was natürlich einen kleinen Fehler bedingt.

Aus der Subtraktion der Gleichungen II — I ergibt sich:

$$x_1\, l + Uu - \xi\, l = 0 \qquad x_1\, l = \xi\, l - Uu;$$

aus II — III folgt:

$$(x_1\, l - x_2\, l)\cos y + Th_t = 0\,.$$

Daraus ist die Spannkraft des unter der Gegenwirkung seiner Antagonisten stehenden Quadriceps

$$T = \frac{(x_2\, l - x_1\, l)\cos y}{h_t} = \frac{(x_2\, l - \xi\, l + Uu)\cos y}{h_t}\,.$$

Für die Berechnung von T nach dieser Formel dient der direkt abzulesende Beugungswinkel y, das in der Entfernung l angreifende, beugende Gewicht x_2. Das Gewicht ξ, das die gleiche Drehung um den Winkel y am Apparat allein besorgt, ist aus einer Eichungskurve abzulesen, die man für die verschiedenen Gegengewichte G in der Weise erhält, daß man die abwärts drehenden Gewichte ξ auf der Abszisse, den Drehungswinkel y auf der Ordinate aufträgt. Es bleibt nur noch die Bestimmung der Größen Uu und h_t. Was das Gewicht von Unterschenkel $+$ Fuß (U) anlangt, so zeigen die von *Harless* ausgeführten Wägungen, daß das Körpergewicht das 14,6—16fache des Gewichts von Unterschenkel $+$ Fuß betragen. Aus den von *Braune* und *O. Fischer* bestimmten Werten ergibt sich, daß dieser Wert zwischen 14,4—16,6 schwankt. Der Mittelwert aus allen Bestimmungen beträgt 15,3. Ich habe darum $^1/_{15}$ des Körpergewichts als Gewicht von Unterschenkel $+$ Fuß für den Wert U eingesetzt.

Es ist klar, daß damit eine gewisse Ungenauigkeit in die Bestimmung eingeführt wird, ich sehe aber nicht, wie sich dieselbe vorderhand vermeiden ließe, denn auch die Bestimmung des Volumens des Unterschenkels (durch Eintauchen desselben in ein mit Wasser gefülltes Gefäß) und Berechnung des Gewichts der Extremität mittels des spezifischen Gewichts würde nur annähernde Werte geben, da, je nach dem Verhältnis von Knochen zu Weichteilen, der Entwicklung des Fettpolsters das spezifische Gewicht variieren muß. Es kann aber durch die Ungenauigkeit in der Bestimmung von U höchstens die Lage der gewonnenen Kurve, nicht aber deren charakteristische Form wesentlich verändert werden, da in der Formel für T Uu einen konstanten Wert darstellt, dagegen die verschiedenen Werte von T für verschiedene Winkelgrade von dem Wechsel von $x_2 - \xi$ abhängen.

Die Entfernung des Schwerpunktes von Unterschenkel $+$ Fuß von der Kniegelenksachse verhält sich zur Entfernung der Sohle von der Kniegelenksachse wie 0,52 : 1, wie sich aus den Messungen von *Braune* und *Fischer* berechnen läßt. Man kann darum die Entfernung des Schwerpunkts von der Knieachse (u) aus der meßbaren Entfernung der Kniegelenksachse von der Fußsohle unter Berücksichtigung dieses Verhältnisses bestimmen[1]).

Was den Wert h_t anlangt, so stellt dieser den Abstand der resultierenden Zugrichtung der Quadricepssehne von der Achse des Kniegelenks in der betreffenden Stellung dar; denn für die Bestimmung des Drehmomentes sowohl der Vasti als auch des Musculus rectus femoris kommt für die Wirkung auf das Kniegelenk nur die Distanz der gemeinsamen Endsehne dieser Muskeln von der Kniegelenksachse in Betracht, Th_t stellt also das Drehmoment des Quadriceps dar. Der Wert h_t wechselt aber mit der Beugung des Kniegelenks vor allem dadurch, daß sich die Patella auf der Facies patellaris nicht nur nach unten, sondern gleichzeitig nach hinten verschiebt, während die Wanderung der Drehungsachse des Kniegelenks (nach hinten und distal) von geringerem Einfluß ist (*O. Fischer*). Die Veränderung des Wertes von h_t mit zunehmender Beugung ergibt sich aus folgenden Messungen von *O. Fischer*:

y	0°	10°	20°	30°	40°	50°	60°	70°	80°	90°
h_t	4,5	4,5	4,4	4,3	4,2	4,1	4,0	3,9	3,8	3.8 cm,

wenn y den Winkel bedeutet, welchen die Längsachse des Unterschenkels mit dessen Lage in der äußersten Streckstellung bildet. Zur Bestimmung der verschiedenen Werte von h_t für eine bestimmte Versuchsperson wurde der Wert für $y = 0$ gemessen; die Werte bei verschiedenem Beugungsgrad wurden durch Aufstellung einer einfachen Proportion aus der obigen Tabelle berechnet.

Die *praktische Ausführung* einer Tonusmessung und die Berechnung der Tonuskurve gestaltet sich also folgendermaßen. Der Patient wird in Rückenlage bei flach gelagertem Rumpf und leicht erhöhtem Kopf gelagert.

Die Stellung des Oberschenkels zum Becken ist übrigens von höchstens ganz geringem Einfluß, denn nach den Kurven von *O. Fischer* ist auch bei den zweigelenkigen Muskeln, die über Knie- und Hüftgelenk ziehen, das Drehmoment, mit welchem diese Muskeln auf den Unterschenkel wirken, nur von der Gelenksstellung im Kniegelenk abhängig. Es kommt also höchstens die verschiedene Dehnung der Kniebeuger durch eine verschiedene Stellung des Tuber ossis ischii in Betracht, weshalb immer der Rumpf flach gelagert wurde.

Weiter wird die Lage des Epicondylus lateralis femoris durch Palpation festgestellt und mit einem Hautstift markiert und der Oberschenkel durch Unterlage von Tüchern so gelagert, daß dieser Punkt knapp unter und hinter dem Drehpunkt des Apparates liegt.

Es erscheint unmöglich, daß bei allen Stellungen des Unterschenkels während dessen Abbiegung im Kniegelenk die entsprechenden Drehungs-

---

[1]) Über die Bestimmung der Lage der Kniegelenksachse siehe weiter unten.

achsen mit mathematischer Genauigkeit mit der Drehachse des Apparates zusammenfallen, denn die Bewegung der Tibia gegen den Oberschenkel ist ja recht kompliziert, sie stellt eine Gleitbewegung dar, die
sich in der Nähe der Streckstellung mit einer Rollbewegung kombiniert
(vgl. bezüglich der Mechanik des Kniegelenkes die zusammenfassende
Darstellung bei *R. Fick*, *Strasser*, denen ich hier folge). Die Achsen für
die Gleitbewegung allein wären infolge der spiralförmigen Krümmung
der Oberschenkelknorren auf einer dieser Krümmung entsprechenden
Evolute zu suchen, wobei überdies die Evoluten des medialen und
lateralen Condylus voneinander verschieden sind. Infolge der Kombination der Gleitbewegung der Tibia mit einer Rollung verschiebt sich
besonders in der Nähe der Streckstellung die tatsächliche Lage der
Drehungsachse von der Evolute gegen die Berührungsstelle des Ober-
schenkelknochens mit der Tibia. Der Epicondylus lateralis femoris,
resp. der Ursprung des Ligamentum collat. laterale liegt nun nach
Strasser derart, daß seine Projektion auf die Ebene des größten Krüm-
mungsprofils der tibialen Gelenkfläche des Femurs nach unten vom
hinteren unteren Ende der Evolute dieses Profils fällt. Für die Streckstellung und mittlere Beugestellung liegen die Drehungsachsen daher
etwas vor dem Epicondylus lateralis, so daß ich das Kniegelenk derart
lagerte, daß dieser leicht palpable Knochenvorsprung knapp hinter dem
Drehpunkt des Apparates zu liegen kam.

Wegen der angeführten Schwierigkeit, die Drehungsachse des Kniegelenks mit jener des Apparats zur Deckung zu bringen, ist es wichtig,
das Unterschenkelbrett mit dem darauf ruhenden Unterschenkel einige
Male auf- und abwärts zu bewegen und zu beobachten, ob die Ferse
während dieser Bewegungen nicht auf dem Unterschenkelbrett auf-
oder abwärts gleitet; denn in diesem Falle liegen Kniegelenksachse und
Drehungsachse des Apparates nicht in gleicher Höhe, der Unterschenkel
verschiebt sich infolgedessen längs seines Brettes und die resultierende
Reibung würde die Bestimmung in unberechenbarer Weise beeinflussen.
Es muß darum vor Anstellung des Versuches die richtige Lagerung des
Oberschenkels auf die angegebene Weise kontrolliert werden und erst
wenn keine Verschiebungen des Unterschenkels gegen seine Unterlage
bei Beuge- und Streckbewegungen mehr stattfinden, kann der Unterschenkel durch zwei Riemen, die über ihn in der Höhe der Malleoli,
resp. knapp unter der Tuberositas tibiae ziehen, fixiert werden. Das
Unterschenkelbrett wird durch Anhängen von Gewichten in den Ring
der Eisenstange nach aufwärts gedreht, bis eine Beugestellung von
etwa 10° erreicht wird.

Es empfiehlt sich, nicht die Streckstellung selbst, sondern eine
Beugestellung von etwa 10° als Ausgangspunkt der Untersuchung zu
wählen, weil während der ersten 10° der Beugung die Rollung des

Unterschenkels am stärksten ist, während weiter die Gleitbewegung vorherrscht.

Der Patient wird beauftragt, seine Muskulatur möglichst erschlaffen zu lassen. Von dem Erfolg der Entspannung, die oft erst nach wiederholter Aufforderung und Erklärung erreicht wird, überzeugt man sich am einfachsten durch den Versuch, die Patella seitlich zu verschieben, was beim Normalen leicht gelingt, sobald er seine Muskulatur wirklich erschlafft hat. Beim Spastiker oder bei Rigidität der Muskulatur fehlt allerdings dieses Kriterium, hier ist aber infolge der Beeinträchtigung der willkürlichen Innervation deren Ausschaltung von geringerer Bedeutung.

Nun erfolgt die Beugung des Unterschenkels durch zunehmende Belastung. In die ersten beiden Löcher der Leiste wird je ein Stift eingesteckt. Die Schlinge, an welche das dehnende Gewicht gehängt wird, kommt gelenkswärts von Stift I und das Gewicht wird eingehängt, der Winkel abgelesen, Stift I auf Loch III gesteckt, so daß das Gewicht nach II gleitet, nach der Ablesung der Stift von der Stellung II nach IV gesteckt usf., bis schließlich das Gewicht in Loch X hängt. Ist bei dieser Stellung das Knie noch nicht weit genug abgebeugt, so kann man entweder mit einem schwereren Gewicht den gleichen Vorgang wiederholen oder man hängt am Ende der Leiste weitere Gewichte an. Zur Gewinnung der charakteristischen Kurve ist es nicht nötig, den Unterschenkel bis zu 90° herabzudrehen; man müßte hierzu den Apparat allzusehr belasten, da ja die Wirkung des abwärts drehenden Gewichtes mit zunehmender Beugung infolge der Abnahme des cos y mit steigendem Wert von y immer kleiner wird. Es genügt eine Drehung bis zu 70—75°. Am Ende der Drehung ist zu kontrollieren, ob der Oberschenkel, resp. dessen Condylus lateralis sich nicht verschoben hat, weiter ist die Länge des Unterschenkels (vom Epicondylus externus aus gemessen) und die Entfernung der Quadricepssehne von diesem Punkte bei gestrecktem Unterschenkel zu bestimmen, schließlich das Gesamtgewicht des Patienten zu notieren.

Die Berechnung wird durch folgendes Beispiel illustriert:

Es betrifft einen 43jährigen, normalen, 59 kg schweren Mann. Sein Unterschenkelgewicht wird demnach mit 3,9 kg berechnet, die Unterschenkellänge beträgt 46 cm, also ist $u = 24$, $Uu = 94$, h_t (für 0°) $= 4,2$ cm.

Die Werte für y und $x_2 l$ wurden abgelesen, die Werte für ξl aus der Eichungskurve für ein Gegengewicht von $G = 4\,(3, 2, 1)$ kg gewonnen, indem einfach aus der Kurve der zu dem bestimmten y zugehörige ξ-Wert gesucht wurde. Bei allen Berechnungen wurden die statischen Momente der einzelnen Kräfte in kg-cm ausgedrückt.

Tabelle IX.

Beispiel einer Berechnung der Spannungskurve. Rechtes Bein. 43 jähriger
Mann, 59 kg, $Uu = 94$, $h_{t_0^\circ} = 4,2$ cm.

y Grad	$x_2 l$ kg·cm	ξl kg·cm	$x_2 l + Uu - \xi l$ kg·cm	$\cos y$	$(x_2 l + Uu - \xi l)\cos y$	h_t	T kg
		für $G = 4$ kg					
8	20	112	2	0,99	1,98	4,2	0,4
14,5	40	126	8	0,97	7,76	4,2	1,8
24	80	158	16	0,91	14,56	4,1	3,5
		für $G = 3$ kg					
32	50	124	20	0,85	17,0	4,0	4,25
44	100	170	24	0,72	17,28	3,9	4,9
		für $G = 2$ kg					
45	40	105	29	0,71	20,59	3,9	5,2
50	60	122	32	0,64	20,48	3,8	5,3
54	80	138	36	0,59	21,24	3,8	5,5
58	100	154	40	0,53	21,2	3,7	5,7
		für $G = 1$ kg					
65	60	98	56	0,42	23,52	3,7	6,4

Die für T berechneten Werte dienen als Abszissen einer Spannungskurve, deren Ordinaten die entsprechenden Gelenksstellungen darstellen (Abb. 14). Die kurvenmäßige Darstellung der Resultate hat
den Vorteil, nicht nur ein anschauliches Bild von der Änderung der
Dehnbarkeit bei fortschreitender
Belastung zu geben, sondern
auch Fehler der Bestimmung,
die beispielsweise durch Verschiebung des Kniegelenks zustande
kommen, sofort aufzudecken.

Wir erhalten demnach eine Kurve
der Spannungsänderung des unter
dem Gegenzug seiner Antagonisten
stehenden Quadriceps bei fortschreitender Belastung. Es fragt sich, inwiefern diese Kurve, in welcher die
erzielten Beugungswinkel als Ordinaten aufgetragen sind, zur Längenspannungskurve des Muskels in Beziehung steht, in welcher die absolute
Verlängerung des Muskels die Ordi-

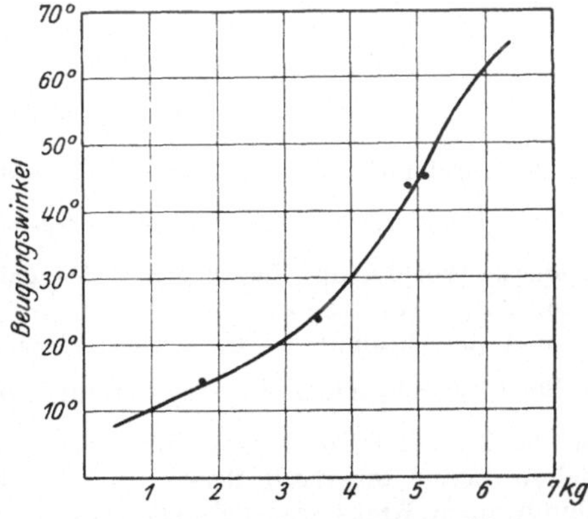

Abb. 14. Darstellung der in Tabelle IX berechneten Spannungskurve.

nate bildet. Die Condylen des Oberschenkels sind, wie schon erwähnt, in sagit-
taler Richtung in Form einer Spirale gekrümmt. *H. Albrecht* zeigte aber unter
Aebys Leitung, wie ähnlich schon früher *H. Meyer*, daß man die Kontaktlinie, mit
welcher der Oberschenkelknorren sich von der Schienbeinfläche abwickelt, mit
großer Annäherung auf zwei Kreise von verschiedenen Halbmesser zurückführen
kann und daß etwa 70° des Gelenksumfanges dem vorderen, 100° dem hinteren
Segment angehören. *Bugnion* hat demgegenüber vor allem eingewendet, daß im
vordersten Teil des Profils der Krümmungsradius noch zunimmt. Da sich unsere

Bestimmungen in der Regel nur zwischen 10° Beugung als Ausgangsstellung und 70—75° der Beugung als Endstellung erstrecken, können wir für dieses Bereich der *Albrecht*schen Darstellung folgen und folgende Überlegung anstellen. Abb. 14a stellt einen Sagittalschnitt durch das Kniegelenk dar. *JPAU* bedeutet die Richtung des Quadriceps, *PA* die Patella, *AU* die Endsehne des Muskels, *UO* die Unterschenkelachse, *OO'* die Oberschenkelachse, der Kreisbogen mit dem Radius *r* und dem Mittelpunkt *O* die Schnittlinie der Gelenksfläche des Femur mit der Zeichenebene. Wenn der Unterschenkel um den Winkel *y*, also von *OU* nach *OU'* abgebeugt wird, dann wird die Verlängerung des Quadriceps durch den Bogen *AB*, welchen

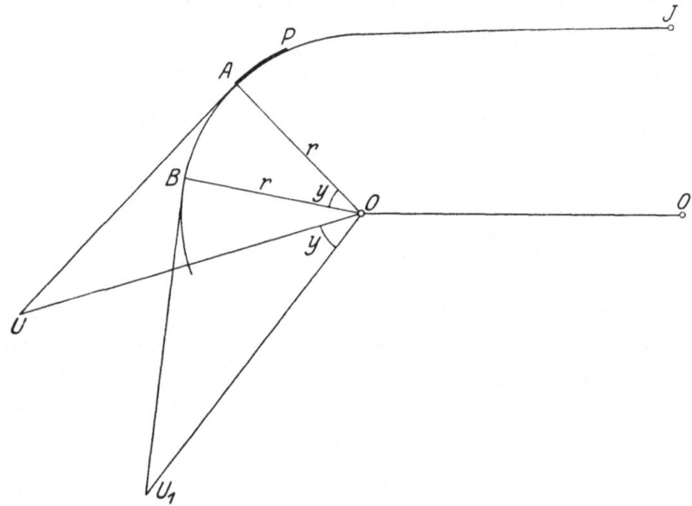

Abb. 14a. Erklärung im Text.

die Spitze der Patella *A* beschreibt, dargestellt. Infolge der Kongruenz der Dreiecke $OAU \cong OBU_1$ ist der Winkel $AOB = y$ und der Bogen $AB = \dfrac{2\,r\,\pi}{360}\,y$; mit anderen Worten, die Verlängerung des Quadriceps steht in linearem Verhältnis zum Beugungswinkel und die berechnete Spannungskurve, in der der Beugungswinkel die Ordinate bildet, kann einfach in die Längenspannungskurve übergeführt werden, indem die Werte *y* durch die Werte $y\,r\,\dfrac{\pi}{180}$ ersetzt werden. Es sei noch einmal betont, daß diese Berechnung nur für jenes Bereich der Beugung gelten kann, innerhalb dessen die Sagittalkrümmung des Oberschenkels sich durch einen Kreisbogen darstellen läßt.

Kapitel V.

Die Spannungskurve beim Normalen und unter pathologischen Bedingungen. Analyse ihrer Veränderungen.

Abb. 15 gibt Tonuskurven von normalen Individuen wieder. Man erkennt, daß alle diese Kurven eine charakteristische Form gemeinsam haben, sie zeigen einen anfangs flachen, mit zunehmender Beugestellung immer steiler werdenden Anstieg, so daß eine nach oben konkave

Form der Kurven entsteht; d. h. im Anfang der passiven Beugung, bei Beginn der Entfernung des Unterschenkels aus seiner Ruhestellung entwickelt der Quadriceps eine rasch zunehmende Anfangsspannung, nach deren Überwindung die weitere Dehnung viel leichter erfolgt. Jene merkwürdige Form der Dehnungskurve, welche *Mosso* und *Benedicenti, Langelaan, Reijs* beobachteten und die auch an den *Rieger*schen Messungen zum Ausdruck kommt, kehrt also auch bei Berechnung der Muskelspannung unter Berücksichtigung der wechselnden Angriffswinkel der verschiedenen Kräfte wieder. *Rieger* hat diese Erscheinung, daß der Muskel bei fortschreitender Belastung gerade im Beginn der Dehnung einen starken Widerstand entfaltet, mit dem treffenden Ausdruck *Bremsung* bezeichnet. Diese Tatsache, daß im Beginn der Dehnung eine Bremsung auftritt, zeigt uns am klarsten, daß man sich vom Spannungszustand eines Muskels nur durch Aufstellung seiner Dehnungskurve ein Bild machen kann, daß die Bestimmung der Eindrückbarkeit des Muskels oder des Zugs, der eine bestimmte Längenänderung bedingt, durchaus ungenügend ist.

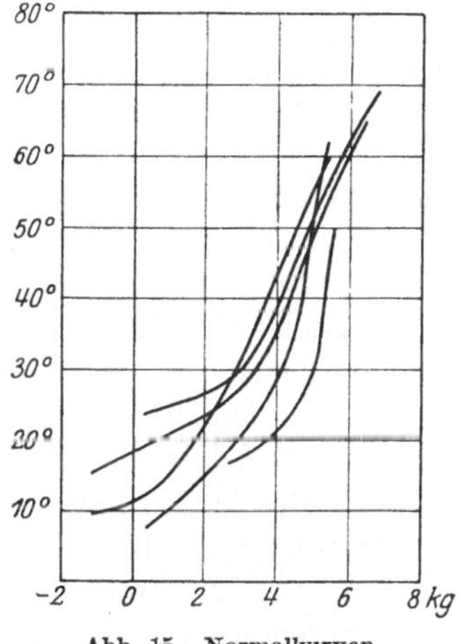

Abb. 15. Normalkurven.

Was nun die individuellen Verschiedenheiten dieser Kurven anlangt, so betreffen sie einerseits den Beginn, resp. ihre Lage zu den Ordinaten, andererseits die Form des Anstiegs. Was den Beginn dieser Kurven anlangt, so scheint es auf den ersten Moment überraschend, daß der Wert der Spannung des Quadriceps im Anfang der Beugung manchmal negativ ist. Das bedeutet aber nichts anderes, als daß in der Streckstellung infolge der Entfernung der Ansatzpunkte der Beuger und der Annäherung der Streckerinsertionspunkte die Spannung an den überdehnten Beugern gegenüber dem erschlafften Quadriceps überwiegt. Nimmt ja auch normalerweise der Mensch während der Ruhe (z. B. im Liegen beim Schlafen) im Kniegelenk eine leichte Beugestellung ein. Es ist also verständlich, daß die Spannung im Quadriceps gegenüber den Kniebeugern erst dann überwiegt, wenn die Beugung so weit gediehen ist, daß die vorher passiv gedehnten Beuger erschlafft sind.

Was die Lage der Kurve anlangt, so ist ohne weiteres ersichtlich, daß die Kurve um so mehr gegen den Anfangsteil der Abszisse verschoben sein wird, eine je geringere Spannung die Muskeln der Versuchsperson entfalten. Wichtiger aber scheinen die Variationen in der Form der Kurve, ihr flacherer oder steilerer Verlauf,

je nachdem die anfängliche Bremsung stärker oder schwächer ausgeprägt ist.

Zum Verständnis dieser Variationen erscheint es nötig, zunächst zu
analysieren, wodurch diese merkwürdige Form der Spannungskurve
zustande kommt, sie ist ja der Dehnungskurve des isolierten Muskels
direkt entgegengesetzt, denn dieser zeigt gerade im Beginn der Belastung einen steilen Anstieg der Dehnungskurve, die erst bei weiterer
Belastung immer flacher wird, wie neuerdings die von *Langelaan* repro-
duzierten Kurven dartun.

Wodurch ist nun die Bremsung im Beginn der Dehnung zu erklären? *Rieger* hat das Phänomen wohl beobachtet, ohne aber näher
auf seine Analyse einzugehen. *Mosso* zeigte, daß der État pâteux, der
sich in einer bleibenden Verlängerung nach einer Dehnung ausdrückt,
und die elastische Nachwirkung (anfangs rasche, dann langsame Dehnung bei konstanter Belastung) wahrscheinlich nicht die Ursache der
charakteristischen Form der Tonuskurve darstellen, denn diese Eigenschaften finden sich auch bei Kork, während derselbe bei zunehmender
Belastung die für den lebenden Muskel des Menschen charakteristische
Eigentümlichkeit vermissen ließ. Weiter ging aber *Mosso* der Ursache
des Phänomens nicht nach. Zunächst ist auszuschließen, daß es willkürlich bedingt ist. Darauf weist schon die Tatsache, daß sich das
Phänomen auch bei Versuchspersonen nachweisen ließ, die sicher die
Aufgabe des Experimentes, völlig zu entspannen, verstanden hatten
und bei denen im Beginn der Dehnung der Quadriceps sehr leicht hin
und her bewegbar war. Jedenfalls wurden aber auch Versuche in Hypnose vorgenommen. Die Versuchspersonen wurden zunächst im Wach-
zustand untersucht, hierauf ohne Veränderung der Lage der Glieder
die Hypnose eingeleitet und völlige Erschlaffung der Glieder suggeriert,
so daß man beim passiven Bewegen kaum einen Widerstand merken
konnte.

Tabelle X. Hypnose.

Belastung $x_2 = 2$ kg, Gegengewicht $G = 3^1/_2$ kg. Entfernung der Last vom Drehpunkt:	Abgelesener Beugungswinkel y	
cm	Wachzustand Grad	Hypnose Grad
5	11	11
10	13	14
15	16	15,5
20	18	18
25	20	21
30	24	25
35	29	28
40	31	31
45	33	33
50	36	37

Die Tabelle zeigt, daß die Werte im Wachzustande und bei erreichtem, tiefem Schlaf fast völlig übereinstimmen, daß sich also auch im Wachzustande die Aufmerksamkeit genügend ablenken ließ, um eine willkürliche Innervation der Muskulatur während des Versuches praktisch auszuschalten. Die Bremsung der Muskulatur kommt also nicht durch willkürliche Innervation zustande.

Tabelle XI.

Beispiel eines Falles von Hypotonie bei Tabes dorsalis. Linkes Bein. 55 jährige Frau, Aorteninsuffizienz, fehlende PSR, $h_{t\,90°}$ 3,5 cm, $Uu = 60$.

y Grad	$x_2 l$ kg-cm	ξl kg-cm	$x_2 l + Uu - \xi l$ kg-cm	$\cos y$	$(x_2 l + Uu - \xi l)\ \cos y$	h_t cm	T kg
		für $G = 3$ kg					
15	10	69	1	0,97	0,97	3,9	0,25
28,5	50	105	5	0,88	4,40	3,9	1,1
35	70	123	7	0,82	5,74	3,8	1,5
40	90	140	10	0,77	7,7	3 8	2
44	110	157	13	0,78	9,36	3 7	2,5
66	302,5	320	42,5	0,41	17,43	3,5	4,9

Die weitere Analyse dieses Phänomens wird durch die Beobachtung der Spannungskurve unter pathologischen Verhältnissen ermöglicht. Wir sehen zunächst, daß bei *Tabikern* (Tab. XI, Fig. 16) die Kurven mit zunehmender Hypotonie einen um so steileren Verlauf nehmen und daß bei Fällen von hochgradiger tabischer Hypotonie die charakteristische, nach oben konkave Form, also die initiale Bremsung fast ganz verschwunden ist. Die Kurve des Tabikers bestätigt also zunächst, daß die Spannungskurve um so mehr gegen den Anfangsteil der Abszisse liegt und um so steiler verläuft, je stärker die Hypotonie ist; sie zeigt aber vor allem, daß mit der Degeneration der hinteren Wurzeln die Bremsung zurückgeht resp. verschwindet, mit anderen Worten, daß die Bremsung als ein Reflexphänomen zu betrachten ist, das sich dem bloßen physikalischen Dehnungswiderstand des Muskels superponiert. Bei der gewöhnlichen klinischen Prüfung des Patellarreflexes lösen wir

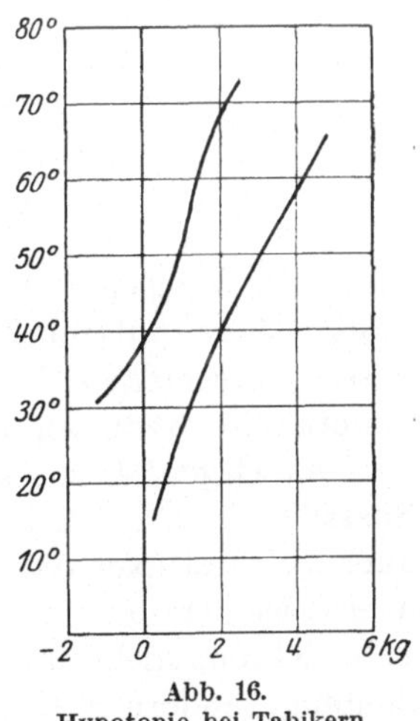

Abb. 16.
Hypotonie bei Tabikern.

durch Beklopfen der Sehne des Muskels eine Reflexkontraktion aus, deren Abfall, unterstützt durch den Zug des Unterschenkels, normalerweise rasch erfolgt. Hier verursachen wir durch Dehnung des Muskels mittels des belastenden Gewichtes ebenfalls eine Reflexkontraktion; dadurch aber, daß das Gewicht des Unterschenkels ausbalanciert ist und nur der anfänglich geringe, zugesetzte Gewichtszug dehnend wirkt, kann sich hier eine auf die rasche Zuckung folgende Dauerinnervation verraten, die den Muskel in der durch die Reflexzuckung erreichten Verkürzung zu erhalten strebt. Diese Dauerinnervation bewirkt die Bremsung, nach deren Überwindung nur mehr der physikalische Dehnungswiderstand des Muskels der weiteren Verlängerung entgegensteht. Die Richtigkeit dieser Deutung wird die weiter unten folgende Analyse im Tierexperiment zu erweisen haben.· Die Form der Spannungskurve hängt also weniger von der absoluten Größe der Spannkraft der Muskulatur ab, als von den Innervationsvorgängen, welche diese Spannung auslösen. Wir können über den Ablauf dieser Innervationsvorgänge gar nichts durch die einfache Feststellung erfahren, daß die Härte des Muskels oder sein

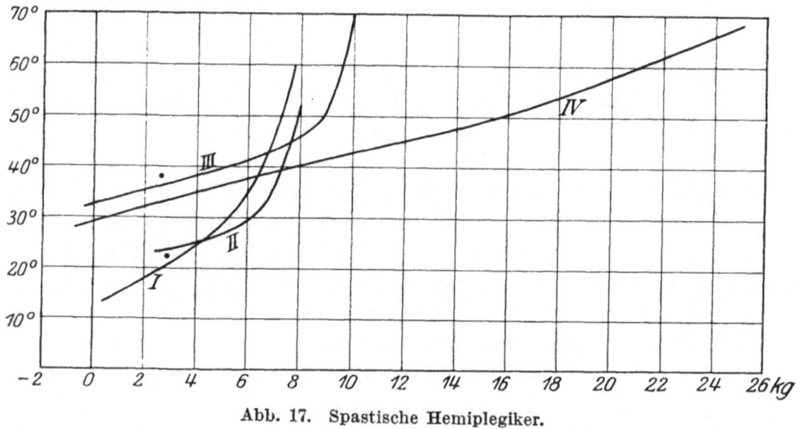

Abb. 17. Spastische Hemiplegiker.

Widerstand gegen Dehnung gesteigert ist oder nicht, sondern wir erhalten einen Aufschluß über die Art der Störung erst dann, wenn wir wissen, inwiefern sich dieser Widerstand bei fortschreitender Dehnung ändert, also wenn wir eine Spannungskurve gewinnen.

Das Gegenstück zur Dehnungskurve des Tabikers bildet die des Spastikers, wie sie sich sowohl bei Fällen von Hemiplegie (Abb. 17) als auch bei multipler Sklerose (Abb. 18, Tab. XII) beobachten läßt. Zunächst ist hervorzuheben, daß das Phänomen der Bremsung, wie diese Fälle lehren, nicht nur beim Ausgang von einer der Streckung nahen Stellung, sondern auch von Beugestellungen höheren Grades zu beobachten ist. Denn in Fällen von Lähmung, bei welchen es zu einer Contractur der Kniebeuger gekommen war, zeigt sich wiederum der nach oben konkave Verlauf der Kurve, obwohl der Ausgangspunkt der Dehnung beispielsweise bei 30° lag. Die Bremsung tritt also bei Dehnung des Muskels aus seiner momentanen Ruhelage ein, auch wenn das Kniegelenk sich in einer Beugestellung befindet. Die Tatsache, daß in

Tabelle XII.

Berechnungsbeispiel eines Spastikers.

32 jähriger Mann, multiple Sklerose seit 10 Jahren, beiderseits Patellar- und Fußklonus, Babinski. Untersuchung am rechten Bein. $Uu = 90$.

y Grad	$x_2 l$ kg-cm	ξl kg-cm	$x_2 l + Uu - \xi l$ kg-cm	$\cos y$	$(x_2 l + Uu - \xi l) \cos y$	h_t cm	T kg
		für $G = 4$ kg					
10	30	112	8	0,98	7,84	4,0	1,9
12,5	40	116	14	0,98	13,72	4,0	3,4
15	50	122	18	0,97	17,46	3,9	4,4
18	60	130	20	0,95	19,0	3,9	4,8
21	70	139	21	0,93	19,53	3,9	5,0
29,5	100	166	24	0,87	20,88	3,9	5,3
43	165	224	31	0,73	22,63	3,8	5,9
51	220	271	36	0,63	22,68	3,7	6,1
		für $G = 3$ kg					
59	220	258	52	0,52	27,04	3,6	7.5
65	302,5	316	76	0,42	31,92	3,6	8,8

solchen Fällen von Beugecontracturen der Anfangswert der Spannung negativ wird, wenn man einen geringeren Grad der Beugung, als der Ruhelage entspricht, als Ausgangspunkt der Untersuchung wählt, ist nach dem oben Ausgeführten leicht verständlich. Es kommt in diesen Fällen zu einer Überdehnung der in Contracturstellung befindlichen Beuger, so daß im Beginn der Beugung der Tonus der Flexoren über den des Streckers überwiegt.

Die Fälle von spastischer Hemiplegie zeigen ferner (Abb. 17), daß die Bremsung vom Erhaltenbleiben des zentralen Neurons der Willkürbahn unabhängig ist, trotz Zerstörung der Pyramidenbahn bestehen bleibt. Bei schlaffen Hemiplegien zeigt sich zwar ein steiler Verlauf der Kurven, dieses Verhalten ist aber wohl auf eine Störung der Funktion (Schock, Diaschisis) der niederen Zentren zurückzuführen, wie die in der Regel gleichzeitige Schädigung

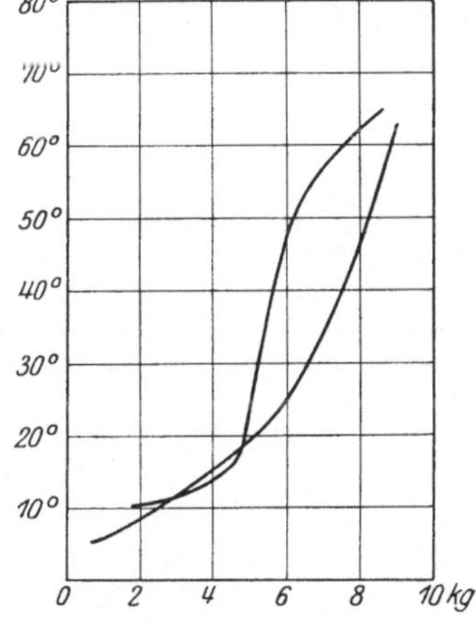

Abb. 18. Fälle von Sclerosis multiplex mit Spasmus der unteren Extremitäten.

der Sehnenreflexe in diesen Fällen beweist. Jedoch muß betont werden, daß Tonusstörung und Störung der Sehnenreflexe keineswegs parallel gehen muß; man kann nicht nur trotz ausgesprochener Spastizität eine besondere Veränderung der Dehnungskurve vermissen, ja man kann Fälle finden, in welchen die Muskulatur sich ausgesprochen schlaff erweist, die Dehnungskurven einen steilen Anstieg aufweisen und doch die Sehnenreflexe erhalten resp. wiedergekehrt sind. Damit stimmen ältere Beobachtungen von *Mann* überein, der Fälle von Hemiplegie mit Reflexsteigerung neben Tonusaufhebung fand und immer, wenn Sehnenreflex und Tonus nicht in dem gleichen Sinn verändert waren, die Differenz zugunsten der Sehnenreflexe fand. Auch andere Autoren (*Knapp, Sternberg*) heben hervor, daß keineswegs immer ein Parallelismus zwischen Muskeltonus und Sehnenreflexen besteht.

Die Sehnenreflexe haben, soweit uns die gröbere klinische Prüfung erkennen läßt, einen vorwiegend kinetischen Charakter, wenn auch eine genauere Registrierung (*Wertheim-Salomonson, Viets* u. a.) an ihnen eine tonische Komponente erkennen läßt. Das Phänomen der Bremsung verrät uns, daß die Dehnung des Muskels reflektorisch nicht nur eine kurz dauernde Zuckung, sondern eine länger dauernde Reaktion auslöst, welche den durch diese Zuckung erreichten Verkürzungszustand zu erhalten trachtet. In diesen Fällen von Dissoziation von Sehnenreflex und Bremsung sehen wir, daß wohl die durch Dehnung des Muskels ausgelöste, kurz dauernde Zuckung erhalten resp. wiederhergestellt ist, nicht aber die daran anschließende Dauerkontraktion. Diese Dissoziation ist nur Ausdruck für die weitgehende Unabhängigkeit des zentralen Mechanismus der statischen und kinetischen Innervation, wenn auch die beiden Mechanismen in ihrem untersten afferenten Neuron und in dem letzten efferenten Anteil, den wir im Axon der Vorderhornzellen zu suchen haben (s. Kap. II), gemeinsam verlaufen.

Tabelle XIII.
Beispiel eines Falles extrapyraminaler Starre.

72jähriger Mann, Tremor in den Händen, Steifigkeit besonders in beiden Beinen, Sehnenreflexe nicht gesteigert, kein Babinski, Körpergewicht 64,6 kg, $Uu = 96$, $h_t = 4,5$ cm. Untersuchung am rechten Bein.

y Grad	$x_2 l$ kg-cm	ξl kg-cm	$x_2 l + Uu - \xi l$ kg-cm	$\cos y$	$(x_2 l + Uu - \xi l) \cos y$ kg/cm	h_t cm	T kg
		für $G = 3$ kg					
10	30	109	17	0,98	16,66	4,5	3,7
15	50	95	51	0,97	49,47	4,5	10,9
26	100	115	81	0,9	72,9	4,3	16,9
		für $G = 2$ kg					
40	100	92	104	0,77	80,0	4,2	19
		für $G = 1$ kg					
64	200	93	203	0,44	89,3	4,0	22,3

Wir sehen also beim Spastiker trotz Unterbrechung der Pyramidenbahn das Phänomen der Bremsung in der Regel erhalten, ja es ließ sich auch (unter 12 untersuchten Fällen einmal) ein Fall von Hemiplegie beobachten, wo es infolge abnormer Erhöhung dieser Bremsung zu einem ganz flachen, gestreckten Verlauf der Spannungskurve kam (Abb. 17, Kurve IV). Diese relativ seltenen Fälle von Hemiplegie

zeigen damit weitgehende Ähnlichkeiten im Verhalten ihrer Tonuskurve mit jener Form der Spannungserhöhung, die wir bei der Starre[1])
der *Paralysis agitans* beobachten
können[2]). Die untersuchten Fälle
dieser Erkrankung, die mit Muskelstarre einhergingen, zeigten das
Gemeinsame (Abb. 19, Tab. XIII),
daß nicht nur die absoluten Werte
der Spannungskurve gesteigert
sind, sondern daß vor allem die
Kurve einen abnorm flachen Verlauf nimmt, der Reflexvorgang
also, der zu der schon am Normalen beobachteten Bremsung
führt, hier besonders stark und
anhaltend ausgeprägt ist.

Die Tatsache, daß der Rigor
der Parkinson-Starre auf eine abnorme Steigerung der normalen
Bremsung zurückzuführen ist, diese
aber in Fällen, bei welchen es
durch Hinterwurzel-Degeneration
zu Areflexie der Extremitäten gekommen ist, aufgehoben sein kann,
führt mich demnach dazu, diesen
Rigor ebenfalls als vorwiegend reflektorisch ausgelöst zu betrachten,
wenn auch nicht geleugnet werden
soll, daß vielleicht besonders an
alten Fällen eine periphere musku-
läre Komponente beim Entstehen
des Rigors mitbeteiligt ist, auf
welche Komponente insbesondere
Marburg und *Pelnar* hingewiesen
haben. Die Tatsache, daß die Bremsung bei Paralysis agitans abnorm

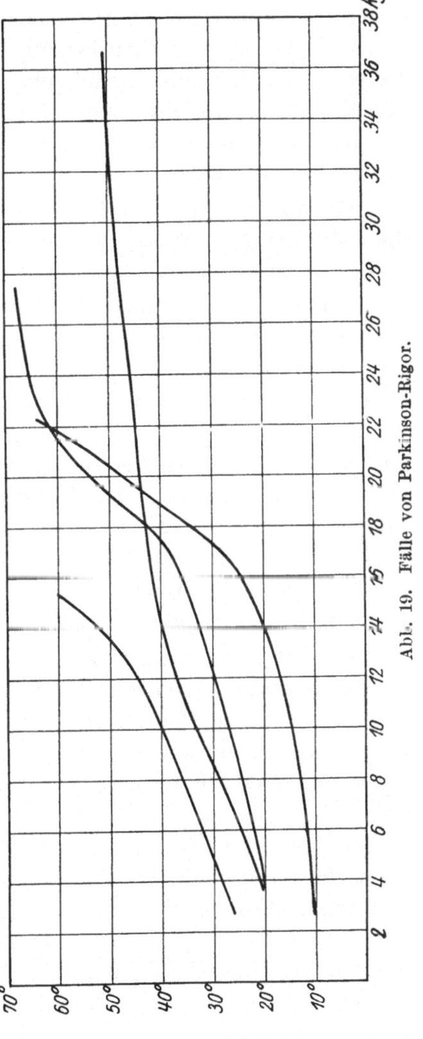

Abb. 19. Fälle von Parkinson-Rigor.

---

[1]) Zur Vermeidung von Mißverständnissen sei betont, daß ich im folgenden
unter Rigor resp. Starre nur den abnormen Dehnungswiderstand der Muskulatur,
nicht die damit oft gleichzeitig zu beobachtende Bewegungsarmut, Verlangsamung der Bewegung verstehe.

[2]) Inwiefern diese besondere Form des Dehnungswiderstandes bei Hemiplegie
durch eine besondere Ausdehnung der pathologischen Veränderung (Übergreifen
auf das Striatum oder Pallidum?) bedingt ist, werden erst anatomische Untersuchungen zu zeigen haben.

gesteigert ist, spricht aber meines Erachtens dafür, daß das wesentliche Moment für das Zustandekommen der Starre bei dieser Krankheit in der Steigerung der Bremsungsreflexe gesucht werden muß, welche durch die passive Dehnung der Muskeln ausgelöst werden. Eine wichtige Stütze erfährt diese Auffassung durch die neueren Beobachtungen *Försters*, welcher ein Zurückgehen resp. Verschwinden des Rigors bei Kombination mit tabischer Hinterwurzelerkrankung resp. nach operativer Durchtrennung der Hinterwurzeln der entsprechenden Rückenmarksegmente beobachtete.

Was die Beziehungen der extrapyramidalen Starre zu den Störungen der willkürlichen Bewegung anlangt, so ist es klar, daß die erhöhte Bremsung das Ansetzen und Ablaufen einer Bewegung verzögern muß. Doch ist zu betonen, daß die Tonusstörung nur eine der Komponenten für die Störungen im Ablauf der willkürlichen Bewegungen darstellt. Dies zeigten insbesondere Fälle von Encephalitis, die ausgesprochene Bewegungsarmut, Verlangsamung der Bewegungen aufwiesen und bei welchen die Messung des Tonus eine fast normale Spannungskurve oder eine im Verhältnis zu der hochgradigen Störung der Motilität nur ganz geringfügige Erhöhung der Bremsung zeigten. Damit stehen auch die Beobachtungen von *Förster* im Einklang, der in Fällen, in welchen das Pallidumsyndrom mit Tabes kombiniert war, trotz Fehlen des Rigors deutliche Verlangsamung des Bewegungsbeginnes und des Ablaufes der Bewegungen feststellen konnte.

Die Tatsache einerseits, daß die Bremsung trotz Zerstörung der Pyramidenbahn erhalten bleibt, andererseits die außerordentliche Steigerung dieses Phänomens beim Rigor der Paralysis agitans, der ja von *Förster* direkt als ein Typus der „Pallidum-Starre" angesehen wird, legen den Gedanken nahe, daß die Bremsung einen extrapyramidal vor sich gehenden Mechanismus darstellt. Doch zu mehr als einer bloßen Hypothese kann uns die Untersuchung pathologischer Zustände nicht führen, zumal ja die anatomische Grundlage der Parkinson-Starre in ihren Details noch recht strittig ist (vgl. die Referate von *Pollak-Jakob-Bostroem*). Es schien daher nötig, zur weiteren Analyse der Tonuskurve das Experiment in Ergänzung der klinischen Beobachtungen heranzuziehen. Hierzu wurden Versuche an Kaninchen und Katzen ausgeführt.

Die Methodik mußte gegenüber den Versuchen am Menschen nur insofern geandert werden, als es sich als unzweckmäßig erwies, die Tiere in Rückenlage zu untersuchen, da man in diesem Falle, wenn man den Oberschenkel horizontal lagern wollte, die über die Beugeseite des Hüftgelenkes ziehende Muskulatur abnorm stark anspannen muß. Auch die vertikale Stellung des Oberschenkels an den in Rückenlage befindlichen Tieren erwies sich wenig vorteilhaft, so daß ich schließlich die Bauchlage des Tieres und Vertikalstellung des herunterhängenden Oberschenkels als passendste Lagerung wahlte (Abb. 20). Die Fixation des Oberschenkels, ohne daß ein Druck auf die Muskulatur ausgeübt werden sollte, machte anfangs auch Schwierigkeiten. Sie wurde schließlich dadurch erreicht, daß das Becken des Tieres durch eine Klammer fixiert wurde, welche vorne das Becken, rückwärts das Steißbein beiderseits umgriff, andererseits der Unterschenkel an der Unterseite des Unterschenkelbrettes angebunden wurde und so durch Fixation der dem Femur benachbarten Knochen dieser selbst festgestellt wurde. Die Kontrolle dieser Fixation erfolgt, indem an der glatt rasierten Außenfläche des Oberschenkels mittels Hautstift, entsprechend dem Femurverlauf, eine Linie gezogen wird, deren Vertikalstand durch Visierung eines vor dem Oberschenkel vertikal herabhängenden, mit einem Gewicht beschwerten Seidenfadens geprüft werden kann. Das Unterschenkelbrett trägt an seiner proximalen Schmalseite einen Einschnitt, um eine Kompression der Beugersehnen zu vermeiden, an seinen Längskanten sind zwei schmale Stäbchen befestigt, welche derart abgebogen sind, daß die durch ihr Ende gehende Drehungsachse $1/2$ cm vom Unterschenkelbrett entfernt ist. Diese

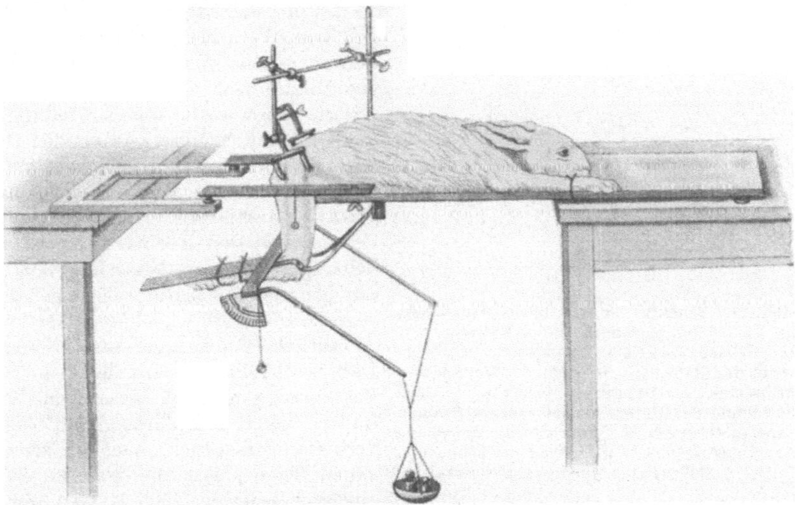

Abb. 20. Apparat zur Tonusmessung bei Tieren.

Drehungsachse wird von einer Metallgabel getragen, welche auf der Unterfläche des Kaninchenbretts befestigt ist und sowohl nach vorne und rückwärts, als auch seitlich und in der Höhenlage beliebig verstellbar ist. Die Drehung des Unterschenkels samt seinem Brett geschieht dadurch, daß an der oberen Fläche des letzteren eine quere Leiste angebracht ist, deren Enden beiderseits je 12 cm vom Unterschenkelbrett entfernt sind und je einen Stab tragen, der gegen das Unterschenkelbrett um 135° abgebogen ist. Die freien Enden der Stäbe beider Seiten sind durch eine schlingenförmig herabhängende Schnur verbunden, welche einen kleinen Korb zur Aufnahme der Gewichte trägt. Zur Ablesung der durch Zulegen von Gewichten in den Korb erreichten Drehung ist an den Enden der Querleiste jederseits ein Transporteur befestigt, vor dem ein durch ein anhängendes Gewicht gespannter Seidenfaden herabhangt. Um freie Exkursion des Unterschenkelbrettes zu ermöglichen, ruht der ganze Apparat einerseits mit seinem Kopfende auf einem Tisch, andererseits mit seinem Fußende auf zwei Leisten, die an einem zweiten Tisch fixiert sind und zwischen welchen hindurch das Unterschenkelbrett sich frei drehen kann. Die Drehung der die Gewichte tragenden Stäbe ist dadurch möglich, daß diese an der schon erwähnten Querleiste befestigt sind und sich infolgedessen zu beiden Seiten des zwischen Tisch und Leiste frei schwebenden Apparates bewegen.

Die Messung am Tier wurde demnach in der Weise ausgeführt, daß das Tier in Bauchlage am Brett derart befestigt wurde, daß die beiden hinteren Extremitäten an der Rückseite des Brettes herabhingen. Das Becken wurde so fixiert, daß die palpable Spitze des Trochanter major des Femur genau der durch die Oberfläche des Kaninchenbretts bestimmten Horizontalen entsprach. Nun wurde der Unterschenkel des zu untersuchenden Beins auf der Unterseite des Unterschenkelbretts fixiert, das gegenseitige Hinterbein ebenfalls bei vertikal herabhängendem Femur mit einer an der Unterseite des Kaninchenbretts befestigten Schnur gefesselt. Bei der Fixation des Unterschenkels des untersuchten Beins mußte genau darauf geachtet werden, daß die Kniegelenksachse der Drehachse des Apparates entsprach, was dadurch kontrolliert wurde, ob bei Auf- resp. Abwärtsbewegungen eine Verschiebung des Unterschenkels gegen sein Brett erfolgte.

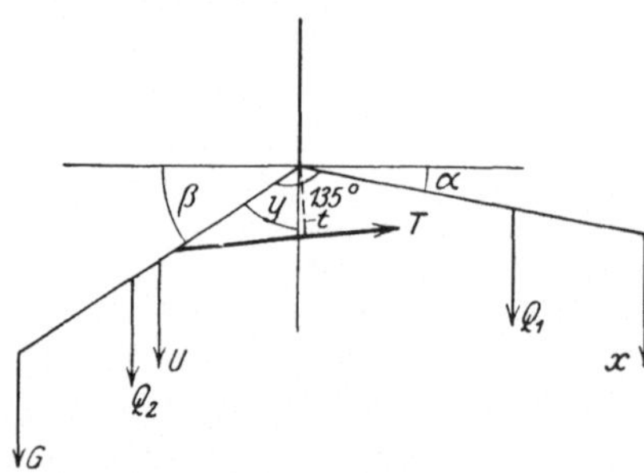

Abb. 21. Schema der am Tonus-Meßapparat (Abb. 20) angreifenden Kräfte.
U = Gewicht des Unterschenkenkels. Q_1 = Gewicht der Stäbe. Q_2 = Gewicht des Unterschenkelbrettes. x = Dehnendes Gewicht. G = Zur Streckung des Unterschenkels eventuell angehängtes Gewicht. T = Zugrichtung der Sehne des Kniestreckers. t = Abstand der Sehne von der Gelenksachse. y = Beugungswinkel.

Erst wenn jene Lagerung erreicht war, bei der keine Verschiebung bemerkt werden konnte, wurde der Unterschenkel durch eine Binde fest am Unterschenkelbrett fixiert. Nun wurde die Einstellung der das Unterschenkelbrett tragenden Gabel derart reguliert, daß die den Verlauf des Oberschenkels markierende Hautmarke genau vertikal stand. Das Zulegen der Gewichte in den Korb erfolgte in möglichst gleichen Zeitabständen. Bei Kaninchen lassen sich die Ablesungen durch lange Zeit ausführen, ohne daß sie durch willkürliche Bewegungen gestört werden. Daß willkürliche Spannungen hier die Bestimmungen nicht wesentlich beeinflußten, zeigte sich daraus, daß bei wiederholten Messungen, auch an verschiedenen Tagen, fast die gleichen Werte abgelesen wurden. Bei Katzen war dagegen die Anwendung einer leichten Narkose nötig, mit Ausnahme natürlich der decerebrierten Tiere, die ja nur mehr einen Reflexautomaten darstellen. Zur Aufstellung der Eichungskurve dienten die Werte, welche am toten Tiere gewonnen wurden, das vor Eintritt der Totenstarre in genau die gleiche Lagerung am Apparat wie intra vitam gebracht wurde.

Bei der Berechnung hat man sich wieder gegenwärtig zu halten, daß im Augenblick, wo Gleichgewicht am Apparate eintritt, die Summe der aufwärts drehenden Momente gleich der Summe der abwärtsdrehenden Momente sein muß (vgl. Abb. 21). Es gilt also für das tote Tier die Gleichung

I. $\qquad x' l_1 \cos \alpha + Q_1 q_1 \cos \alpha = (Uu + Gl_2 + Q_2 q_2) \cos \beta ,$

wenn x' die angehängte Belastung, Q_1 resp. Q_2 das Gewicht der Stäbe resp. des Unterschenkelbretts, G ein etwa am Unterschenkelbrett zur Streckung des Unterschenkels angehängtes Gewicht, U das Gewicht des Unterschenkels, l_1, l_2, q_1, q_2, u die entsprechenden Hebelarme, β und α den vom Unterschenkelbrett resp. den Stäben mit der Horizontalen eingeschlossenen Winkel bedeutet. Für das lebende Tier geht die Gleichung I über in Gleichung

II. $\qquad x'' l_1 \cos \alpha + Q_1 q_1 \cos \alpha = (Uu + Gl_2 + Q_2 q_2) \cos \beta + Tt .$

In dieser letzteren Gleichung kommt nur die Spannung des unter der Wirkung der Antagonisten stehenden Streckmuskels T mal dem Abstand seiner Sehne von der Drehungsachse t hinzu, während die Belastung nun durch x'' dargestellt ist.

Aus der Differenz der beiden Gleichungen II minus I ergibt sich

$$Tt = (x'' - x')\, l_1 \cos \alpha .$$

Da wir aber nicht den Winkel α, sondern den von Unterschenkel und Vertikalen eingeschlossenen Winkel y messen, $\alpha + \beta + 135° = 180°$ und $\beta = 90 - y$ ist, so ergibt sich

$$T = (x'' - x') \cos (y - 45)\, \frac{l_1}{t} .$$

In dieser Formel bedeutet also y den abgelesenen Winkel, x'' die angehängte Belastung, x' den aus der (am toten Tiere gewonnenen) Eichungskurve interpolierten Wert für das gleiche y, l_1 den Abstand des Aufhängepunktes der belastenden Gewichte vom Drehpunkt, t die Distanz der Strecksehne von der Kniegelenksachse bei der betreffenden Stellung.

Zunächst zeigt es sich, daß die Spannungskurve normaler Tiere im Prinzip dasselbe Verhalten aufweist, wie wir es schon am Menschen beobachtet haben. Man erhält wieder die nach oben konkave Form, wenn man die bei fortschreitender Belastung vom Muskel geleistete Spannung als Abszisse, den Beugungswinkel als Ordinate aufträgt (Abb. 22). Es besteht also auch beim Tier die Eigentümlichkeit, daß bei passiver Entfernung des Gliedes aus seiner Ruhelage die Muskeln, welche diese Lage aufrechterhalten, vor allem im Beginne der Dehnung einen

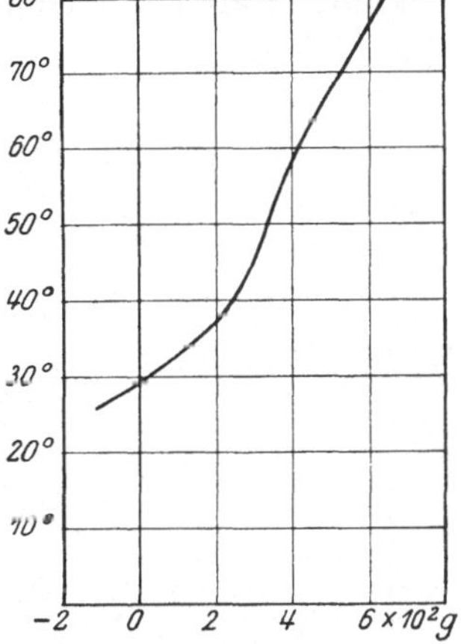

Abb. 22. Spannungskurve des Kniestreckers beim Kaninchen (Beugersehnen intakt).

Widerstand entfalten, so daß anfangs nur eine geringe Dehnung erzielt wird. Sobald aber dieser anfängliche Widerstand überwunden ist, wächst er bei fortschreitender Belastung nur mehr wenig, so daß die weitere Dehnung des Muskels rasch zunimmt.

Daß die willkürliche Innervation an diesem Verlauf der Spannungskurve nicht Schuld trägt, geht schon daraus hervor, daß er auch in der Narkose bestehen bleibt. Das Phänomen läßt sich auch beobachten, wenn die Kniebeuger durchschnitten sind (Abb. 24, Kurve A), also eine Beeinflussung der Spannungskurve des Streckers sowohl durch die bloße mechanische Wirkung als auch durch die Innervation seiner Antagonisten ausgeschaltet ist. Zu diesem Zwecke wurden einerseits die Ansätze der Kniegelenkbeuger am Sitzbein, andererseits die Sehne des Triceps surae durchtrennt und schließlich, um eine eventuelle Wirkung der Innervation auf die kurzen Kniebeuger auszuschalten, der Nervus ischiadicus durchschnitten. Die Spannungskurve des Streckers hat trotzdem ihre Form beibehalten, sie ist nur, nachdem der Gegenzug der Beuger weggefallen ist, nach rechts

verschoben, so daß die scheinbar negative Anfangsspannung, die wir ja
auch beim Menschen infolge des Gegenzugs der Beuger beobachtet haben,
verschwindet.

Wir haben es in dieser Bremsung mit einem Innervationsphänomen
zu tun, das sich der Spannung des desinnervierten Muskels superponiert.
Dies zeigt sich aus dem Verschwinden des Phänomens nach Durchschneidung des motorischen Nerven. Nachdem uns die Fälle von Tabes
schon gezeigt haben, daß diese initiale Hemmung der passiven Entfernung aus der Ruhelage ein Reflexphänomen darstellt, haben wir nun
das Zentrum zu bestimmen, über welches dieser Reflex seinen Weg
nimmt. Daß er jedenfalls supraspinal verläuft, geht schon aus den
Kurven von *Langelaan* hervor, der
an Katzen in Äthernarkose dieselbe
Dehnungskurve fand wie am menschlichen Triceps surae, dagegen an
Katzen mit durchschnittenem
Rückenmark im Beginn einen steileren Anstieg der Dehnungskurve,
die weiterhin immer flacher wurde,
also eine ähnliche Form, wie sie
auch dem ausgeschnittenen Muskel
eigen ist. Das Bestehenbleiben der
initialen Bremsung bei Hemiplegi-
kern, die besondere Steigerung dieses Phänomens bei Paralysis agitans wiesen darauf hin, daß der
efferente Schenkel dieses Reflexes
extrapyramidal verläuft. Es fragte

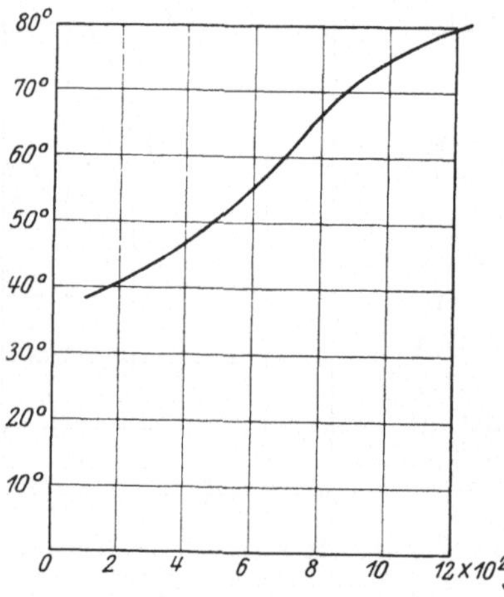

Abb. 23. Spannungskurve des Kniestreckers
bei einer decerebrierten Katze.

sich daher, wie sich die Bremsung nach Ausschaltung der Vorderhirnganglien beim Tier verhalte.

Es wurde daher die *Decerebration* durch Mittelhirndurchschneidung,
wie sie von *Sherrington* angegeben und neuerdings insbesondere von
Magnus und *de Kleijn* geübt wurde, gewählt; durch diesen Eingriff
wird nicht nur die Pyramidenbahn durchtrennt, deren Unterbrechung
schon nach unseren pathologischen Befunden die Bremsung nicht
wesentlich verändert, sondern es werden auch die Hemmungen aufgehoben, welche normalerweise die Vorderhirn- und Zwischenhirn-
ganglien auf die tiefer liegenden Hirnteile ausüben. Als Versuchstiere
dienten Katzen. Abb. 23 zeigt die Spannungskurve einer Katze nach
Erzielung der typischen Enthirnungsstarre durch Mittelhirndurchschneidung. Die auffallende Ähnlichkeit dieser Kurve mit der bei
Paralysis agitans beim Menschen gewonnenen ist wohl ohne weiteres
ersichtlich. Wir sehen also in der Enthirnungsstarre einen Zustand vor

uns, bei dem die Bremsung auf das höchste gesteigert ist, bei dem nicht nur bei Beginn der Drehung aus der ursprünglichen Ruhelage, sondern bei jeder weiteren Dehnung des Kniestreckers immer wieder von neuem der Reflex einsetzt, der das Glied in der gerade zuletzt eingenommenen Stellung zurückhalten will, indem der Muskel in jeder Lage des Gelenkes die Verkürzung, die er gerade einnimmt, zu erhalten trachtet. Dieses Phänomen steht aber offenbar in engster Beziehung zu den schon von *Sherrington* beschriebenen Reaktionen, der „shortening reaction" und der „lengthening reaction". Am enthirnten Präparat, an welchem nur die Innervation des Streckmuskels erhalten geblieben war, konnte *Sherrington* zeigen, daß der Kniestrecker, sobald man ihn reflektorisch oder auch durch direkte Reizung zur Kontraktion gebracht hat, diese Verkürzung beibehält, daß die reflektorisch beispielsweise durch Reizung der afferenten Nerven des kontralateralen Hinterbeins ausgelöste Kontraktion bestehen bleibt. Diese Reaktionen werden nach Durchschneidung der hinteren Wurzeln des betreffenden Muskels aufgehoben, also durch eine proprioceptive Erregung bedingt. Sie stellen die Grundlage des plastischen Tonus des Muskels dar. Wir erkennen die engen Beziehungen dieser Phänomene zum „Bremsungs reflex". Wir haben gesehen, daß bei Dehnung des Muskels durch fortschreitende Belastung sich zu der rein physikalischen Resistenz ein reflektorisch bedingter Widerstand hinzugesellt, ein Reflex, der nicht bloß in einer kurz dauernden Zuckung des Muskels besteht, sondern in dem Bestreben des Muskels zum Ausdruck kommt, diese reflektorisch bedingte Verkürzung beizubehalten, in der Verkürzung zu verharren, so daß die Bremsung zustande kommt, nach deren Überwindung der weiteren Dehnung des Muskels nur mehr der bloße physikalische Widerstand des Muskels entgegensteht.

Diese Tatsache, daß wir im Zustande der Enthirnungsstarre, an welcher die Verkürzungsreaktion resp. die durch sie bedingte Plastizität ihre deutlichste Ausprägung erfährt, die Bremsung besonders entwickelt finden, weist darauf hin, daß die in der Spannungskurve des normalen Menschen und Tieres zu findende Bremsung in enger Abhängigkeit von den Reaktionen des plastischen Tonus steht, die nur beim Normalen durch den dämpfenden Einfluß der höheren Zentren abgeschwächt sind. Wir haben demnach in der Aufstellung der Spannungskurve ein Mittel in der Hand, über die sonst nur beim enthirnten Tier oder bei besonderen pathologischen Zuständen, wie der „Pallidum-Starre", zu beobachtenden Reaktionen, die den plastischen Tonus bedingen, auch beim normalen Individuum resp. unter den verschiedensten pathologischen Zuständen ein Bild zu gewinnen.

Mit dieser Deutung der Bremsung steht auch das Bestehenbleiben des Phänomens bei Ausschaltung des zentralen Neurons der Pyramidenbahn im Einklang und ebenso der Umstand, daß sie bei Tabes verschwindet, da ja auch die „shortening reaction" nach Deafferentiation der betreffenden Gliedmaße vernichtet wird. Damit sind wir auch auf den Weg zur weiteren Analyse gewiesen. Wenn auch beim Rückenmarkshund in späteren Stadien die dem plastischen Tonus zugrunde liegenden Reaktionen nachweisbar sind, wie schon die älteren Versuche von *Philippson* zeigen (bei der Rückenmarkskatze ist er schon schwerer nachzuweisen, beim Affen mit durchschnittenem Rückenmark gelang *Sherrington* dieser Nachweis nicht), so ist doch dieser plastische Tonus des Rückenmarkstieres inkonstant und die Eigenschaften des Muskels nähern sich denen nach Durchschneidung der Hinterwurzeln. Wir gelangen daher wieder dazu, daß für das Zustandekommen der Bremsung, die mit dem plastischen Tonus des Muskels, wie wir gesehen haben, in engster Verbindung steht, vor allem supramedulläre Zentren anzunehmen sind. Die außerordentliche Steigerung, welche die Bremsung, wie wir gesehen haben, ebenso wie die Reaktionen des plastischen Tonus, nach Mittelhirndurchschneidung erfährt, läßt uns diese Zentren caudal vom Thalamus suchen. Als Ursprungsstätten der efferenten Bahnen für das Zustandekommen der Enthirnungsstarre haben wir insbesondere nach den Reizversuchen von *Graham Brown* vor allem den Nucleus ruber[1]) in Betracht zu ziehen, der ja seinerseits im decerebrierten Präparat seine hauptsächlichsten Impulse vom Kleinhirn her erhält. Es ist demnach zu untersuchen, wie sich die Bremsung nach *Ausschaltung einer Kleinhirnhemisphäre* verhält.

Für diese Exstirpationen bewährte sich beim Kaninchen die von *Lehmann* und *Baginsky* angegebene, später von *Lewandowsky* wieder aufgenommene Methode der Absaugung mittels einer zu einer feinen Spitze ausgezogenen Glasröhre, welche an eine Wasserstrahlluftpumpe angeschlossen ist. Diese Methode hat vor allem den Vorteil, daß man das zu operierende Gebiet immer sehr gut überblicken kann, da eine etwaige (übrigens meist bei dieser Methode recht geringe) Blutung durch das Absaugen rasch entfernt wird. Wenn man die Glascapillare genügend fein auszieht und ihre Spitze immer an den zu verletzenden Hirnteil so anlegt, daß ihr Rand denselben allseitig berührt, so gelingt es, recht umschriebene Läsionen zu setzen, während bei zu großer Öffnung, oder wenn die Spitze nur mit einem Teil ihres Randes der Hirnoberfläche anliegt, leicht zu große Hirnpartien

---

[1]) Untersuchungen, die aus anderen Gründen in Gemeinschaft mit *Nishikawa* durchgeführt wurden, weisen darauf hin, daß der Nucleus ruber nicht allein den Ursprungsort jener efferenten Fasern bilden könne, welche den Rigor der Muskulatur am decerebrierten Tier aufrecht erhalten, sondern daß noch andere, weiter caudal im Hirnstamm gelegene Zentren am Zustandekommen der Starre mitbeteiligt sein müssen (siehe: Der zentrale Mechanismus der Tetaniekrämpfe, erscheint in den Arb. a. d. Wien. Neurol. Instit.).

auf einmal in die Capillare hineingesogen und die anliegenden Gewebe gezerrt werden, so daß die Läsion den beabsichtigten Bezirk überschreitet. Für Fälle wie den unsrigen, wo es sich darum handelt, große Hirnpartien zu entfernen, glaube ich jedenfalls diese Methode unter Beobachtung der angegebenen Kautelen empfehlen zu können. Hier mußte nur darauf geachtet werden, daß bei Zerstörung des Kleinhirnmarks Mitverletzungen der Vestibulariskerne vermieden wurden.

Der Erfolg der Operation wurde einerseits durch die nachher in typischer Weise auftretenden Zwangshaltungen und Bewegungsstörungen, andererseits durch die Sektion nach dem Tode des Tieres kontrolliert. Abb. 24 zeigt die Spannungskurve des rechten Kniestreckers bei durchschnittenen Beugern vor und nach Abtragung der rechten Kleinhirnhemisphäre mit Ausnahme des Lobulus petrosus. Wir finden, daß die Spannkraft des Muskels nachgelassen hat, denn seine Dehnungskurve befindet sich nach der Operation nach links, also gegen den Nullpunkt verschoben, sie zeigt aber auch nicht mehr das Phänomen der Bremsung in der gleichen Stärke wie vor der Operation, sondern steigt schon im Beginn der Dehnung steiler an als am intakten Tier. Immerhin ist die dorsal gerichtete Konkavität der Kurve, wenn auch nicht mehr so ausgesprochen, so doch noch immer erhalten. Die Dehnungskurve des kontralateralen Streckers zeigte dagegen vor und nach der Operation keine wesentlichen Verschiedenheiten. Wir sehen also, daß nach der Abtragung der rechten Hälfte des Kleinhirns die Dehnbarkeit des gleichseitigen Streckers zugenommen hat, sie ist aber nach dieser Operation auch insofern verändert, als die initiale Bremsung verringert ist, wenn sie auch zum Teil noch bestehen bleibt, wie das Erhaltenbleiben der dorsal konkaven Form der Spannungskurve beweist.

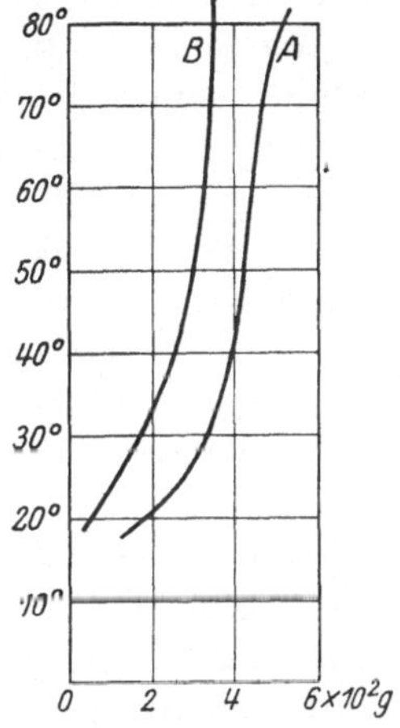

Abb. 24. Kaninchen. Spannungskurve des rechten Kniestreckers (Beugesehnen durchschnitten). *A* vor, *B* nach der Abtragung der rechten Kleinhirnhemisphäre (mit Ausnahme des Lobulus petrosus).

Leider stand mir bisher kein Fall von isolierter Läsion des Kleinhirns beim Menschen zur Verfügung; es scheint jedoch, daß auch für den Menschen ähnliche Verhältnisse zutreffen, wie wir sie für das Tier beschrieben haben, denn die Registrierung des Patellarreflexes bei Fällen von kurz dauernder Kleinhirnverletzung durch *Gordon Holmes* zeigte, daß der Reflex auf der homolateralen Seite einen rascheren Abfall als Anstieg der Kontraktion aufwies, während normalerweise der Abfall der Zuckungskurve gegenüber dem Anstieg derselben verzögert ist; in diesem rascheren Abfall der Reflexzuckung nach Kleinhirnläsion sieht

Walshe mit Recht einen Ausdruck für das Ausbleiben der shortening reaction, die das Streben des Muskels bedeutet, die durch den Reiz ausgelöste Verkürzung zu bewahren, und sich beim Normalen in dem langsameren Abfall der Zuckungskurve des Patellarreflexes verrät. Der rasche Abfall der Kontraktion im homolateralen Quadriceps nach Kleinhirnläsion beweist also, daß durch Verletzung dieses Organs auch beim Menschen die shortening reaction, die wir als nahe verwandt dem Phänomen der Bremsung erkannt haben, gestört ist, also die Schlußfolgerungen, zu welchen wir über die Beziehungen dieses Phänomens zum Kleinhirn gelangt sind, wohl auch für den Menschen zutreffen.

Wir schließen demnach, daß der proprioceptive Reflex, der sich der Dehnungskurve des desinnervierten Muskels superponiert und als initiale Bremsung zum Ausdruck kommt, zum Teil wenigstens seinen Weg über die homolaterale Kleinhirnhemisphäre nimmt. Das Kleinhirn kann aber nicht das einzige Zentrum dieses Reflexes darstellen, sondern es müssen noch andere, im Hirnstamm zu suchende Zentren vorhanden sein, über welche dieser Reflex verläuft. Damit wird vielleicht auch der merkwürdige Gegensatz im Effekt der Kleinhirnexstirpation bei normalen und bei decerebrierten Tieren unserem Verständnis näher gebracht. Seit *Lucianis* klassischen Versuchen kann es ja wohl als sichergestellt gelten, daß Abtragung einer Kleinhirnhälfte Atonie der gleichseitigen Extremitäten verursacht. Um so mehr muß es wundernehmen, daß die Entfernung dieses Hirnteils bei nachfolgender Decerebration noch einen deutlichen Rigor zur Entwicklung kommen läßt, resp. daß eine schon entwickelte Enthirnungsstarre durch die folgende Kleinhirnexstirpation nicht aufgehoben wird [*Thiele*[1]), neuerdings *Magnus*]. Zur Erklärung dieses Umstandes müssen wir bedenken, daß nach der Durchtrennung des Mittelhirns die erhalten bleibenden, caudal von der Schnittfläche liegenden Teile des Hirnstamms von der auf ihnen lastenden Hemmung von seiten kranial gelegener Zentren (Cortex, Pallidum!) befreit sind. In diesem Zustand der Übererregbarkeit genügen wohl die nach Entfernung des Kleinhirns im Hirnstamm verbleibenden Zentren zur Aufrechterhaltung der Starre, zumal da ja nicht nur der durch die Erregung der Proprioceptoren der Extremitäten ausgelöste Bremsungsreflex seinen Weg zum Teil wenigstens unabhängig vom Kleinhirn

---

[1]) *Weed* kam zu widersprechenden Resultaten; bei einem Teil seiner Tiere beobachtete er Verminderung, resp. Aufhebung der Starre durch die Kleinhirnexstirpation, daneben sah er aber auch Bestehenbleiben der Starre nach dieser Operation durch mehrere Stunden, bzw. Entwicklung der Starre bei einer kleinhirnlosen Katze. Doch scheinen mir seine Versuche, in welchen die Kleinhirnexstirpation die Starre aufgehoben haben soll, nicht beweiskräftig, da er die Verletzung des *Deiters*schen Kerns in diesen Fällen nicht ausschloß, *Thiele* aber ausdrücklich betont, daß sich die Enthirnungsstarre nach Kleinhirnexstirpation nur bei Erhaltenbleiben des *Deiters*schen Kerns beobachten läßt.

nimmt, sondern nach den Befunden von *Magnus* und *de Kleijn* auch die tonischen Labyrinthreflexe und die von der Nackenmuskulatur ausgehenden Erregungen, welche die Körperstellung beeinflussen, unabhängig vom Kleinhirn zustande kommen. Bei erhaltener Funktion der Vorderhirnganglien lasten dagegen auf den Zentren des Hirnstamms Hemmungen, welche die Reaktionsfähigkeit dieser Zentren einschränken. Es genügt in diesem Falle schon die Unterbrechung des über das Kleinhirn verlaufenden Teiles des Bremsungsreflexes, um Tonusdifferenzen zwischen beiden Seiten auszulösen.

Die nach Abtragung einer Kleinhirnhälfte beobachteten Veränderungen der Spannungskurve vermögen vielleicht auch der *Edinger* schen Vorstellung von der Bedeutung des Kleinhirns für die Aufrechterhaltung des Statotonus wieder näherzukommen, nachdem diese Lehre durch die oben erwähnten Befunde von *Magnus* und *de Kleijn* beträchtlich erschüttert worden war. *Edinger* hatte vor allem auf Grund der Faserbeziehungen die Meinung vertreten, daß das Kleinhirn mittels der Erregungen, die ihm von den Muskeln, Sehnen, Gelenken einerseits, dem Vestibularapparat andererseits zufließen, die Fähigkeit habe, die Unterlage für den Statotonus zu bilden, d. h. jene Muskelspannungen zu bewirken, die zur Sicherung der Haltung gegenüber dem Einfluß der Schwere erforderlich sind.

Magnus und *de Kleijn* fanden jedoch, daß noch nach völliger (histologisch kontrollierter) Abtragung des Kleinhirns sämtliche, vom Ohrlabyrinth ausgelösten tonischen Reflexe, wie auch die Halsstellreflexe erhalten bleiben, wie es für einzelne Labyrinthreaktionen nach partiellen Kleinhirnverletzungen schon früher *Bauer* und *Leidler, Bárány, Reich* und *Rothfeld, Kubo* gezeigt haben. Mit den vom Labyrinth und von der Nackenmuskulatur ausgelösten Reflexen sind aber natürlich die Faktoren, welche die Spannung der Skelettmuskulatur bedingen, noch nicht erschöpft. Durch die Zugkräfte, welche normalerweise auf die Gliedmaßen wirken, werden die Proprioceptoren der Muskeln erregt. Die dadurch bedingte Bremsung stellt mit eine wichtige Bedingung für das Zustandekommen resp. Bestehenbleiben der Haltung der Extremität dar. Diese Reflexe aber nehmen, zum Teil wenigstens, ihren Weg über das Kleinhirn, so daß wir eine gewisse Bedeutung des Kleinhirns für den Statotonus anerkennen müssen, wenn sie auch nach den *Magnus* schen Befunden dahin eingeschränkt werden muß, daß sie nicht für die vom Labyrinth und der Nackenmuskulatur ausgehenden Erregungen gilt und auch nach unseren eigenen Befunden das Kleinhirn nicht als das ausschließliche Zentrum des proprioceptiven Bremsungsreflexes gelten kann.

Die Spannung eines Skelettmuskels hängt demnach von zwei Gruppen von Erregungen ab, solchen, die durch die Dehnung des Muskels selbst ausgelöst werden, und solchen, die ihren Ursprung außerhalb des Muskels nehmen. Als ein Typus der letzteren wurde der Einfluß des *Labyrinthes* studiert. So zahlreich auch die Untersuchungen über den Einfluß des Vestibularapparates auf den Tonus der Skelettmuskulatur beim Tier sein mögen, sind wir doch darüber, inwiefern dieses Organ beim Menschen die Spannung der Skelettmuskulatur beeinflußt, inwieweit sein Ausfall durch andere Gehirnteile kompensiert wird, nur mangelhaft orientiert.

Wanner beobachtete, daß Labyrinthlose sich leichter nach der operierten Seite drängen lassen, auf dieser Seite eine geringere Kraft entwickeln, Angaben, die jedoch von *Passow* nicht bestätigt wurden. Auch *Herzfeld* vermißte bei einem Falle von doppelseitiger Labyrinthnekrose Zeichen von Hypotonie, während *Egger* bei zwei Fällen von Labyrinthschwindel Hypotonie der gesamten Körpermuskulatur beobachtete. Die Unsicherheit der Resultate hängt anscheinend mit zwei Umständen zusammen, einmal damit, daß man die Tonusstörung in der Regel nicht direkt durch Messung der Muskelspannung, sondern aus der Beobachtung der Arbeitskurve (*v. Stein*) oder der Sehnenreflexe (*Frey, Beck* und *Biach*) nachzuweisen suchte, anderseits, daß man nicht genügend die Zeit, die nach dem Eintreten der Labyrinthausschaltung vergangen war, berücksichtigte. So bemerken auch *Beck* und *Biach*, daß ihre Versuche, eine Tonusstörung bei labyrinthoperierten Patienten nachzuweisen, erfolglos waren, sobald auch nur eine kurze Zeit nach der Operation verstrichen war, und sie heben mit Recht hervor, daß die Mangelhaftigkeit der Prüfungsmethodik wahrscheinlich mit schuld an dem negativen Ergebnis sei. Ihre Feststellung, daß nach Kaltspülung des Ohres auf der gleichen Seite der Patellarreflex gesteigert ist, bedeutet aber, wie die Autoren selbst hervorheben, nur, daß der Vestibularapparat überhaupt Beziehungen zur Muskulatur habe, die Intensität der Sehnenreflexe kann aber nicht als ein Maßstab für den Muskeltonus betrachtet werden[1]).

Ich konnte bisher zwei Fälle von Labyrinthexstirpation, einen Fall von (autoptisch verifiziertem) Acusticustumor und einen Fall von raumbeschränkendem Prozeß in der hinteren Schädelgrube beobachten, bei dem eine alleinige Beteiligung des Nervus octavus nicht mit Sicherheit angenommen werden konnte und den ich daher weiter nicht verwenden möchte.

Der erste Fall von Labyrinthexstirpation betraf einen neunjährigen Knaben, den ich vier Tage nach der rechtsseitig ausgeführten Operation untersuchen konnte. Leider kann ich in diesem Falle die Ablesung nicht auf die absoluten Werte der Muskelspannung umrechnen, da zur Zeit,

---

[1]) Hier könnte vielleicht eine Registrierung der Sehnenreflexe, wie sie von *Wertheim-Salomonson* beim Menschen, *Viets* bei Tieren durchgeführt wurde, und eine Analyse der erhaltenen Kurven Aufschluß über die Änderung des Muskeltonus gewähren.

als diese Untersuchung erfolgte, die Ausbalancierung des Unterschenkelbrettes noch nicht auf die im vorigen Kapitel beschriebene Weise nach
dem Prinzip eines Winkelhebels erfolgte, sondern durch einen am Fußende des Unterschenkels angreifenden, nach aufwärts gerichteten Zug,
der durch ein Gewicht ausgeübt wurde, das an einer über der Drehachse
des Apparates angebrachten Rolle wirkte. Immerhin zeigten wieder-
holte Messungen, die an mehreren Tagen hintereinander ausgeführt
wurden, immer wieder, daß dieselbe Belastung des Quadriceps auf der
linken Seite eine geringere Beugung erzielte als auf der rechten (Tab. XIV),
daß also auf der Seite der Operation eine deutliche Hypotonie des
Streckers bestand.

Tabelle XIV.
Rechtsseitige Labyrinthexstirpation.

Gegengewicht an der Rolle $1^1/_2$ kg, Belastung 1 kg.

Entfernung des Angriffspunkts der Belastung von der Drehachse	abgelesener Beugungswinkel	
	links	rechts
cm	Grad	Grad
5	—	8
10	3	64
15	15	69
20	58	—
25	66	—
35	70	—

Ein zweiter Fall zeigte schon 19 Tage nach der Operation (rechtsseitige
Labyrinthexstirpation) keine deutlichen Differenzen zwischen beiden
Seiten mehr. Die Bremsung war sowohl auf der Seite der Operation
als auch auf der Gegenseite ausgeprägt. Bei dem untersuchten rechtsseitigen Acusticustumor war die Kurve des homolateralen Muskels
wohl etwas gegen den Nullpunkt gegenüber der Spannungskurve der
Gegenseite verschoben, die Bremsung aber ebenfalls deutlich entwickelt.

Soweit also das vorliegende Material Schlüsse gestattet, ruft die Ausschaltung eines Labyrinthes beim Menschen eine kurzdauernde Hypotonie des homolateralen Kniestreckers hervor. Dies stimmt mit den
Befunden *Ewalds* am Tier überein, der jedes Labyrinth mit den Streckern
und Abductoren der gleichen Seite und mit den Beugern und Adductoren
der Gegenseite verbunden fand. Diese Hypotonie wird aber beim Menschen sehr bald kompensiert, so daß schon in der dritten Woche nach
der Ausschaltung kein deutlicher Unterschied nachweisbar ist.

Hiermit sind auch die neuesten Befunde von *Magnus* an Affen in
guter Übereinstimmung. An zwei Makaken, an welchen *de Kleijn* eine
linksseitige Labyrinthexstirpation vorgenommen hatte, war deutlicher
Tonusverlust an den homolateralen Extremitäten, besonders am linken
Vorderbein, nachweisbar. Der Unterschied zwischen den beiden Körper-
hälften war an den vorderen Extremitäten bis zu 38 Tagen zu verfolgen,
während er an den Hinterbeinen früher undeutlich wurde, sich aber in

Narkose noch nachweisen ließ. Es zeigt sich also, daß auch beim Affen zwar im Prinzip die gleichen Ausfallserscheinungen auftreten wie bei den übrigen bisher untersuchten Tieren, aber verhältnismäßig schnell und weitgehend wieder kompensiert werden, da die anderen nicht von den Labyrinthen ausgehenden Steh- und Stellreflexe beim Affen eine wichtige Rolle gewonnen haben. Ganz analoge Verhältnisse scheinen also, soweit unsere bisherigen Erfahrungen über diesen Gegenstand reichen, beim Menschen zu gelten.

Zusammenfassung.

1. Die Spannungskurve des unter normaler Innervation stehenden Muskels zeigt bei Mensch und Tier im Beginn der Dehnung einen nur ganz flachen Verlauf und steigt erst bei weiterer Belastung steiler an. Es besteht eine Vorrichtung, die den Muskel in seiner ursprünglichen Ruhelänge zu erhalten sucht (*Riegers* Bremsung). Dieses Phänomen kann bei Tieren auch nach Ausschaltung der Antagonisten am Kniegelenkstrecker beobachtet werden.

2. Die Bremsung bleibt auch bei Ausschaltung der willkürlichen Innervation in der Hypnose resp. bei oberflächlicher Narkose bei Tieren bestehen. Sie superponiert sich dem Dehnungswiderstand des desinnervierten Muskels.

3. Sie verschwindet bei Ausschaltung der proprioceptiven Erregungen, wie man es bei tabischer Hinterwurzeldegeneration beobachten kann. Diese Bremsung ist also das Resultat eines Reflexvorganges, der sich dem bloßen physikalischen Dehnungswiderstand des Muskels hinzugesellt und als Bremsungsreflex bezeichnet wird. Das Wesen dieser Bremsung besteht darin, daß die Dehnung des Muskels reflektorisch nicht nur eine kurzdauernde Zuckung auslöst, sondern daß sich an diese eine Dauerinnervation anschließt, die den Muskel in der durch die Reflexzuckung erreichten Verkürzung zu erhalten trachtet.

4. Der efferente Schenkel dieses Reflexes ist unabhängig vom zentralen Neuron der Pyramidenbahn, denn bei Fällen von Hemiplegie und multipler Sklerose bleibt die Bremsung bestehen. Trotz hochgradigen Spasmus zeigt die Spannungskurve des Muskels bei diesen Fällen meist keine besondere Veränderung in der Form ihres Anstieges bei fortschreitender Dehnung. In Fällen von schlaffer Hemiplegie kann die schnelle Komponente des Sehnenreflexes erhalten resp. wieder hergestellt sein, während die an die rasche Reflexzuckung anschließende Dauerkontraktion, die zur Bremsung führt, schwer gestört ist. Diese Dissoziation zwischen Sehnenreflexen und Bremsung beweist die weitgehende Unabhängigkeit des zentralen Mechanismus der statischen und kinetischen Innervation.

5. Bei Paralysis agitans zeigt sich eine hochgradige Erhöhung der

Bremsung, indem bei diesem Zustand jede neue Länge, die im Verlauf
der fortschreitenden Dehnung gewonnen wird, festzuhalten gesucht wird
und damit die Spannungskurve einen ganz flachen Verlauf nimmt. Die
Tatsache, daß die Bremsung, deren abnorme Erhöhung die Ursache des
Rigors der Paralysis agitans darstellt, nach Hinterwurzelerkrankung
aufgehoben wird, spricht für den reflektorischen Ursprung der *Parkinson*-
Starre. Die Bewegungsstörungen bei extrapyramidaler Starre können
nur zum Teil auf die Tonusveränderung zurückgeführt werden, da sie
auch ohne Tonuserhöhung vorkommen können.

6. Aus den Beobachtungen bei Paralysis agitans wird die Vermutung abgeleitet, daß der efferente Schenkel des Bremsungsreflexes
extrapyramidal verläuft. Diese Vermutung erfährt eine Bestätigung
durch die Experimente bei Tieren nach Mittelhirndurchschneidung.
Hier zeigt sich ein ganz analoger Verlauf der Spannungskurve wie bei
den Fällen von *Parkinson*-Starre, die abnorme Erhöhung der Bremsung
in jeder neu erlangten Stellung. Die schon normalerweise zu beobachtende
Bremsung wird also durch Enthemmung des Mittelhirns bei der Enthirnungsstarre so gesteigert, daß jene Reaktion entsteht, die *Sherrington*
als „shortening reaction" bei diesem Zustande beschrieben und zusammen mit der analogen Verlängerungsreaktion als Grundlage des
plastischen Tonus angesehen hat. Der Bremsungsreflex, der sich dem
Spannungszustand des desinnervierten Muskels superponiert, ist demnach nahe verwandt, vielleicht sogar identisch mit den Reaktionen des
plastischen Tonus. Die Aufstellung der Spannungskurve erlaubt es
also, Änderungen der (sonst nur nach Ausschaltung des Vorderhirns zu
beobachtenden) Reaktionen des plastischen Tonus unter verschiedenen
Zuständen zu beobachten und zu analysieren.

7. Der proprioceptive Reflex, der zur Bremsung führt, nimmt seinen
Weg nur zum Teil über das Kleinhirn. Nach Abtragung einer Kleinhirnhälfte (bis auf den Lobulus petrosus) zeigte der homolaterale Kniestrecker Abnahme seines Dehnungswiderstandes und steileren Verlauf
der Spannungskurve auch im Beginn der Dehnung, doch war die initiale
Bremsung zum Teil noch erhalten. Es muß demnach der Bremsungsreflex außer über das Kleinhirn noch über andere Teile des Hirn-
stammes caudal vom Thalamus opticus verlaufen. Wir gelangen
also zu der Vorstellung, daß die Bremsung, welche als ein Ausdruck
des plastischen Tonus betrachtet werden kann, durch Erregung der
Proprioceptoren ausgelöst und durch einen Reflexvorgang bedingt
wird, der zum Teil über das Kleinhirn, zum Teil über andere Zentren
des Hirnstamms caudal vom Thalamus opticus verläuft und schließlich extrapyramidal die Vorderhornzelle erreicht. Die Axone der
Vorderhornzellen stellen die „gemeinsame Strecke" für die statische
und kinetische Innervation dar.

8. Nach Labyrinthexstirpation wurde beim Menschen eine Atonie des homolateralen Quadriceps gefunden, die aber sehr rasch kompensiert wird, so daß schon in der dritten Woche nach der Operation kein deutlicher Unterschied gegenüber der gesunden Seite mehr gefunden werden konnte.

Literaturverzeichnis.

Kapitel I.

Barthez, P. J., Nouveaux éléments de la science de l'homme. 2. édit. Paris 1806, S. 133. — *Bichat*, Recherches physiol. sur la vie et la mort. 9. édit. augm. p. Magendie, S. 137. — *Biedermann*, Pflügers Arch f. d. ges. Physiol. **102**, 475. 1904. — *Brondgeest*, Arch. f. Anat., Physiol. u. wiss. Med. 1860, S. 703. — *Eckhard*, Beitr. z. Anat. u. Physiol. **9**, 25. 1881. — *Ewald, R.*, Physiologische Untersuchungen über das Endorgan des N. octavus. Wiesbaden 1892. — *Exner, A.* und *J. Tandler*, Mitteil. a. d. Grenzgeb. d. Med. u. Chirurg. **20**, 458. 1909. — *Fick, A.*, Mechanische Arbeit und Wärmeentwicklung. Internat. wiss. Bibliothek **51**. 1882. — *Foerster. O.*, Zeitschr. f. d. ges. Neurol. u. Psych. **73**, 1. 1921. — *Frank, E.* und *R. A. Katz*, Arch. f. exp. Pathol. u. Pharmakol. **90**, 149. 1921. — *Galenus, περὶ μυῶν κινήσεως*, Medic. graecor. opera, quae exstant. Edid. C. G. Kuhn, **4**. — *Grasset, J.*, Rev. scient. 9. VII. 1904. — *Grützner*, Ergebn. d. Physiol. III/2, 12. 1904. — *v. Haller, A.*, Elem. physiol. corp. human. Lausanne 1762. — *Hall Marshall*, Krankheiten des Nervensystems. Übersetzt von F. J. Behrend, Leipzig 1842. — *Heidenhain, R.*, Müllers Arch. f. Anat., Physiol. u. wiss. Med. 1856, S. 200. — *Henle*, Allgemeine Anatomie. Leipzig 1841, S. 593 u. 730 ff. — *v. Humboldt, A.*, Versuche über Muskel und Nerven 1797. — *Jackson, H.*, Medical Examiner. 1877, S. 271. — *Jordan*, Zeitschr. f. allgem. Physiol. **7**, 1907; **8**, 1908. — *Jürgensen, R.*, Heidenhains Studien d. physiol. Inst. zu Breslau, 1861, S. 139. — *Langelaan, J. W.*, Brain **38**, 235. 1915. — *Luciani, L.*, Das Kleinhirn. Deutsche Ausgabe von O. Fraenkel, Leipzig 1893. — *Mommsen*, Virchows Arch. f. pathol. Anat. u. Physiol. **101**, 22. 1885. — *Mosso* und *Pellacani*, Arch. ital. de biol. **1**, 97 u. 291. 1882. — *Mourgue, R.*, L'encéphale. **16**, 297. 1921. — *Muller, J.*, Handbuch der Physiologie **1**, 1833; **2**. 1840, Coblenz. — *Pflüger*, Pflügers Arch. f. d. ges. Physiol. **18**, 247. 1878. — *Rieger*, Untersuchungen über Muskelzustände. Jena 1906. — *Schwalbe*, Pflügers Untersuchungen aus dem physiol. Laboratorium zu Bonn. Berlin 1865, S. 64. — *Sherrington, C. S.*, Brain, **38**, 191. 1915 (ältere Arbeiten siehe Kapitel V). — *Stahl, G. E.*, De motu tonico vitali. Jenae 1692. — *Strümpell, A.*, Dtsch. Zeitschr. f. Nervenheilk. **54**, 207. 1916; Neurol. Zentralbl. 1920, S. 2. — *Tschermak, A.*, Folia neurobiol. **1**, 30. 1908. — *Uexküll, J. v.*, Umwelt und Innenwelt der Tiere. Springer, Berlin 1909; Zeitschr. f. Biol. **39**, 1900; **58**, 305. 1912. — *Virchow, R.*, Virchows Arch. f. pathol. Anat. u. Physiol. **3**, 139. 1854. — *Weber, E.*, Kapitel Muskelbewegung in Wagners Handwörterbuch d. Physiol. **3**, II. Abt. Braunschweig 1846. — *Weiss, G.*, Ergebn. d. Physiol. **9**. 1910. — *Wilson Kinnier*, Brain **34**. 1912; **36**. 1914. — *Zuntz* und *Röhrig*, Pflügers Arch. f. d. ges. Physiol. **1**, 57. 1871.

Kapitel II.

Agduhr, Kon. Akad. v. Wetensch. Amsterdam. 2. Sectie, Deel 2, Nr. 6. 1920; Kon. Acad. v. Wetensch. Amsterdam **27**, 930. 1919. Ref. Zeitschr. f. d. ges. Neurol. u. Psychiatr. **20**, 471. Referate. — *Asher, L.*, Schweiz. Arch. f. Neurol. u. Psychiatr. **9**, 155. 1921. — *Bickel, A.*, Mechanismus der nervösen Bewegungsregulation. Stuttgart 1903; Pflügers Arch. f. d. ges. Physiol. **67**, 299. 1897. — *Boeke, J.*, Internat. Monatsschr. f. Anat. u. Physiol. **28**, 377. 1911; Anat. Anz. **35**, 193. 1910; **44**, 343. 1913; Brain **44**. 1921; Verh. d. kon. Akad. v. Wetensch. Amsterdam **18**, 91. 1916; **19**, 1917, 2. Sectie. — *Boeke* und *Dusser de Barenne*,

Proc. Kon. Acad. v. Wetensch. Amsterdam 1919. — *de Boer*, Folia neurob. **7**, 378, 837. 1913; Zeitschr. f. Biol. **65**, 239. 1915; Pflügers Arch. f. d. ges. Physiol. **190**, 41. 1921. Deutsche med. Woch. 1922, Nr. 25. — *Botezat*, Zeitschr. f. wiss. Zool. **84**. 1906; Anat. Anz. **35**. 1910. — *Bremer*, Arch. f. mikr. Anat. **21**. 1882; **22**. 1883. — *Brown, G.*, siehe Kapitel V. — *Brücke, E. Th.* und *Negrin y Lopez*, Pflügers Arch. f. d. ges. Physiol. **166**, 55. 1917. — *Buytendyk*, siehe Kapitel III. — *Cobb Stanley*, Amer. journ. of physiol. **46**, 478. 1918. — *Cyon, E.*, Bull. Acad. Imper. des Sciences St. Petersburg. 23. II. 1871. — *Deicke, E.*, Pflügers Arch. f. d. ges. Physiol. **194**, 473. 1922; Folia neurobiol. **7**, 651; **8**. 413. 1914. — *Ducceschi, V.*, Arch. di Fisiol. **17**, 59. 1919/20. — *Dusser de Barenne*, Pflügers Arch. f. d. ges. Physiol. **166**, 145. 1916. Kon. Akad. v. Wetensch. **27**, 937. 1919. — *Ecker-Gaupp*, Anatomie des Frosches. Braunschweig 1896. — *Edmunds, C. W.* und *G. B. Roth*, Amer. journ. of physiol. **23**, 28. 1908. — *Einthoven*, siehe Kapitel III. — *Elliot*, Journ. of physiol. **32**, 436. 1905. — *Emanuel*, Pflügers Arch. f. d. ges. Physiol. **99**, 363. 1903. — *Ewald, J. R.*, Untersuchungen über das Endorgan des N. octavus. Wiesbaden 1892; im Handbuch der physiologischen Methodik von Tigerstedt **3**, Abt. IIIb. Leipzig 1914. — *Frank, E.*, Berl. klin. Wochenschr. 1919, S. 1057; 1920, S. 725. — *Frank, E.* und *R. A. Katz*, Arch. f. exp. Pathol. u. Pharmakol. **90**, 149. 1921. — *Frank, E.* und *R. Stern*, Arch. f. exp. Pathol. u. Pharmakol. **90**, 168. 1921. — *Frank, E.* und *M. Nothmann*, Zeitschr. f. d. ges. exp. Med. **24**, 129. 1921. — *Frank, E., M. Nothmann* und *H. Hirsch-Kauffmann*, Klin. Woch. 1922. 1820. — *Frank, O.* und *Voit*, Zeitschr. f. Biol. **42**, 300. 1901. — *Fröhlich, A.* und *H. H. Meyer*, Arch. f. exp. Pathol. u. Pharmakol. **87**, 173. 1920. — *Funke*, Pflügers Arch. f. d. ges. Physiol. **8**, 213. 1874. — *Gemelli*, Le Névraxe. **7**. 1905. — *Grabower*, Arch. f. mikroskop. Anat. **60**. 1902. — *Heidenhain*, Arch. f. Physiol. Suppl. 1883. — *Hering, E.*, Arch. f. exp. Pathol. u. Pharmakol. **38**, 266. 1897. — *Hoffmann, P.*, Zeitschr. f. Biol. **58**. 55. 1912. — *Jansma*, Zeitschr. f. Biol. **65**, 365. 1915. — *Kahn, R. H.*, Pflügers Arch. f. d. ges. Physiol. **177**, 294. 1919; **192**, 93. 1921; **195**, 366. 1922. — *Kure, K., Hiramatsu* und *Naito*, Zentralbl. f. Physiol. **28**, 130. 1914. — *Kure, K., T. Hiramatsu* und *S. Sakai*, Pflügers Arch. f. d. ges. Physiol. **194**, 481. 1922. — *Lamm*, Zeitschr. f. Biol. **56**, 223. 1911. — *Langelaan, J. W.*, Brain **38**, 235. 1915. — *Langley*, Journ. of physiol. **33**, 399. 1905; **50**, 408. 1915. — *Liljestrand* und *Magnus*, Pflügers Arch. f. d. ges. Physiol. **176**, 168. 1919. — *Magnus* und *de Klejin*, Pflügers Arch. f. d. ges. Physiol. **145**, 455. 1912. — *Mansfeld, G.* und *Lukács, A.*, Pflügers Arch. f. d. ges. Physiol. **161**, 467. 1915. — *Mansfeld*, Pflügers Arch. f. d. ges. Physiol. **161**, 478. 1915. — *Maumary, A.*, Zeitschr. f. Biol. **74**, 299. 1922. — *Merzbacher*, Pflügers Arch. f. d. ges. Physiol. **88**, 453. 1902; **92**, 585. 1902. — *Meyer, H.*, Med. Klin. 1920, Nr. 50. — *Mosso, A.*, Arch. ital. de biol. **41**, 183. 1904. — *Nakamura, H.*, Journ. of physiol. 1921, S. 100. — *Perronoito, A.*, Arch. ital. de biol. **36**. 1901; **38**. 1902. — *Riesser* und *Neuschloss*, Arch. f. exp. Pathol. u. Pharmakol. **91**, 342; **92**, 254; **93**, 163; 179. 1922. — *Rijnberk, G.*, Arch. Néerl. de physiol. **1**, 257. 1917. Arch. Néerl. des sciences exactes. Serie III B. **2**, 509. 1915. — *Rogowicz*, Pflügers Arch. f. d. ges. Physiol. **36**, 1. 1885. — *Rothfeld, J.*, Verhandlungen d. d. Naturforsch. u. Ärzte, Wien 1913. — *Saleck, W.* und *E. Weitbrecht*, Zeitschr. f. Biol. **71**, 246. 1920. — *Schäffer, H.*, Pflügers Arch. f. d. ges. Physiol. **185**, 42. 1920. — *Schmiedeberg*, Arch. f. exp. Path. u. Pharm. **82**. — *Schüller* u. *Athmar*, ibidem 91. — *Sherrington, C.*, Journ. of physiol. **17**, 253. 1894; West London med. journ. **25**, 97. 1920, ref. Ber. ges. Physiol. **4**, 359. *Spiegel, E. A.*, Pflügers Arch. f. d. ges. Physiol. **193**, 7. 1921. — *Spiegel, E. A.* und *E. Sternschein*, Pflügers Arch. f. d. ges. Physiol. **192**, 115. 1921; **196**, 458. 1922. — *Steinach, E.*, Zentralbl. f. Physiol. **24**, 551. 1910. — *Takahashi, N.*, Pflügers Arch. f. d. ges. Physiol. **193**, 322. 1922. — *Tiegl*, Pflügers Arch. f. d. ges. Physiol.

13, 71. 1876. — *Trendelenburg*, Arch. f. Physiol. 1906, S. 1. — *Vulpian*, Leç. sur la physiol. du syst. nerv. Paris 1866, S. 289. — *Vulpian* u. *Philippeaux, C. R.*, Acad. des sciences **56**. 1863. — *Weiler*, Arch. f. exp. Path. u. Pharm. **80**. — *Yas Kuno*, Journ. of physiol. **49**, 139. 1915. — *Zuntz* und *Röhrig*, siehe Kapitel I.

Kapitel III.

Arnold, R., Kolloidchem. Beih. **5**, 411. 1914. — *Bayliss*, Livre jubil. de Richet, Paris 1912, S. 471. — *Behrendt, H.*, Zeitschr. f. physiol. Chem. **118**, 123. 1922. — *Belák*, Bioch. Zeitschr. **83**, 165. 1917. — *Bethe, A.*, Allgemeine Anatomie und Physiologie des Nervensystems 1903; Pflügers Arch. f. d. ges. Physiol. **142**, 291. 1911. — *Biedermann*, Elektrophysiologie. Jena 1895, I; Sitzungsber. d. Wien. Akad. Math.-naturw. Klasse III, 1887; Pflügers Arch. **102**, 475. 1904; Ergebn. d. Physiol. **8**, 26. 1909. — *Bierfreund*, Pflügers Arch. f. d. ges. Physiol. **43**, 195. 1888. — *Boeke*, siehe Kapitel II. — *Bornstein*, Monatsschr. f. Psych. u. Neur. **26**, 394. 1903; Pflügers Arch. f. d. ges. Physiol. **174**, 352. 1920. — *Bornstein* und *Sänger*, Deutsch. Zeitschr. f. Nervenheilk. **52**, 1. 1914. — *Bottazzi*, Journ. of physiol. **21**, 1. 1897; Dubois Arch. 1901, S. 377. — *Bottazzi* u. *d'Agostino*, Atti R. Acad. dei Lincei **22**, 183. 1913 (zit. nach *Furth*). — *Brunner*, Bruns' Beitr. f. klin. Chirurg. **9**, 1. 1892. — *Buddenbrock, W.*, Pflügers Arch. f. d. ges. PhysioL **185**, 1. 1920. — *Bürger, M.*, Zeitschr. f. d. ges. exp. Med. **9**, 361. 1919. — *Buytendyk*, Zeitschr. f. Biol. **59**, 36. 1913. — *Cohnheim* und *Uexküll*, Zeitschr. f. physiol. Chem. **76**, 314. 1912. — *Coutance*, Énerg. et struct. muscul. chez les mollusques aceph. Paris 1878. — *Dittler*, Pflugers Archiv **130**, 400. 1909. — *Dittler* und *Garten*, Zeitschr. f. Biol. **58**, 420. 1912. — *Ebner, V.*, Untersuchungen über die Anisotropie organischer Substanzen. Leipzig 1882, S. 91. — *Einthoven*, Arch. néerl. de physiol. **2**, 489. 1918 (Ref.). — *Embden, G.* und *E. Adler*, Zeitschr. f. physiol. Chem. **113**, 201. 1921. — *Engelmann, Th. W.*, Sitzungsber. d. preuß. Akad. **39**, 694. 1906; Über den Ursprung der Muskelkraft. Leipzig 1893. — *Fano, G.*, Beiträge zur Physiologie. Ludwig-Festschrift. Leipzig 1887, S. 297; Arch. d. fisiol. **1**, 550. 1904. — *Fick, A.*, Myotherm. Untersuchungen. S. 81. Wiesbaden 1889; Mechanische Arbeit und Wärmeentwicklung bei der Muskeltätigkeit. Leipzig 1882. — *Fletcher* und *Hopkins*, Journ. of physiol. **35**, 247. 1908; **43**, 281. 1911. — *Frank, E.*, Berl. klin. Wochenschr. 1920, S. 725; 1921, S. 131. — *Fröhlich, A.* und *H. H. Meyer*, Zentralbl. f. Physiol. 1912, S. 269; Münch. med. Wochenschr. 1917, S. 289; Arch. f. exp. Pathol. u. Pharmakol. **79**, 55. 1915; **87**, 173. 1920. — *Fürth, O.*, Ergebn. d. Physiol. **17**, 363. 1919. — *Fürth, O.* und *E. Lenk*, Bioch. Zeitschr. **33**, 341. 1911. — *Gleiss, W.*, Pflügers Arch. f. d. ges. Physiol. **41**, 69. 1887. — *Grafe, E.*, Dtsch. med. Wochenschr. 1920, S. 1349; Dtsch. Arch. f. klin. Med. **139**, 155. 1922. — *Gregor* und *Schilder*, Münch. med. Wochenschr. 1912, Nr. 52; Zeitschr. f. d. ges. Neurol. **14**, 359. 1913. — *Grober*, Münch. med. Wochenschr. 1912, S. 2433. — *Grützner, P.*, Breslauer arztl. Zeitschr. 1883, Nr. 18; Pflügers Arch. f. d. ges. Physiol. **41**, 280. 1887. — *Gumprecht*, Pflügers Arch. f. d. ges. Physiol. **59**, 105. 1895. — *Gutherz*, Berl. klin. Wochenschr. **57**, 1166. 1920. — *Hammett, F. S.*, Journ. of the Amer. med. assoc. **76**, 502. 1921. — *Hartmann*, zit. bei *Fröhlich* und *Meyer*. — *Hansen, Hoffmann* und *Weizsäcker*, Zeitschr. f. Biologie **75**, 121. 1922. — *Herzfeld* und *Klinger*, Naturwissenschaften 1920, S. 359. — *Hill, A. V.*, Ergebn. d. Physiol. **15**, 340. 1916. — *Höber*, Pflügers Arch. f. d. ges. Physiol. **177**, 305. 1920. — *Hoffmann, P.*, Zeitschr. f. Biol. **58**, 63. 1912; **69**, 517. 1919; **73**, 1921; Arch. f. Anat. u. Physiol. Physiol. Abt. 1913, S. 23. — *Hoogenhuyze* u. *Verploegh*, Zeitschr. f. physiol. Chem. **46**, 415. 1905; **57**, 161. 1908. — *Ihering*, Zeitschr. f. wiss. Zool. **30**, Suppl. 1878. — *Ishizaka*, zit. bei *Fröhlich* und *Meyer*. — *Jong, H. de*, Klin. Wochenschr. 1922, S. 684. — *Jordan*, Zeitschr. f. allg. Physiol. **7**, 1907; **8**. 1908. — *Joteyko*, Trav. Inst. Solvay **5**, 1. 1902; Arch. fisiol. **7**, 511. 1909.

— *Kahn, R.*, Pflügers Arch. f. d. ges. Physiol. **177**, 294. 1919. — *Knoll*, zit. bei *Biedermann*. — *Kries, J.*, Pflügers Arch. f. d. ges. Physiol. **190**, 66. 1921. — *Kronecker* und *Stirling*, Du Bois Arch. f. Physiol. 1878. — *Kure, K.*, *Minoru Maëda* und *Kozo Toyama*, Zeitschr. f. d. ges. exp. Med. **26**, 176. 1922. — *Lamm, G.*, Zeitschr. f. Biol. **56**, 223. 1911. — *Lange*, Verhandl. d. Deutsch. Ges. f. inn. Med., 33. Kongr. Wiesbaden 1921, S. 375. — *Lewy, F. H.*, Zeitschr. f. d. ges. Neurol. u. Psychiatr. **58**, 310. 1920; **63**, 256. 1921. — *Liljestrand, G.* und *R. Magnus*, Pflügers Arch. f. d. ges. Physiol. **176**, 168. 1919. — *Mac Callum*, Ergebn. d. Physiol. **11**, 631. 1911. — *Manabe, K.* und *J. Matula*, Bioch. Zeitschr. **52**, 369. 1913. — *Mangold*, Zeitschr. f. allg. Physiol. **5**, 135. 1903. — *Marceau*, Arch. de zool. exp. et gén. 1909. — *Meigs, E.*, Journ. of physiol. **39**, 385. 1909; Journ. of biol. chemistry. **17**, 181. 1914. — *Meyerhof, O.*, Naturwissenschaften 1920, S. 696. 1921, S. 193. — *Meyerhof, O.*, Pflügers Arch. f. d. ges. Physiol. **191**, 128. 1921. — *Meyer, E.* und *L. Weiler*, Münch. med. Wochenschr. 1916, S. 1525. — *de Meyer, J.*, Arch. internat. de physiol. **16**, 64. 1921. — *Musculus, W.*, Berl. klin. Wochenschr. 1921, S. 806. — *Parnas, J.*, Pflügers Arch. f. d. ges. Physiol. **134**, 464. — *Parnas, J.* und *R. Wagner*, Bioch. Zeitschr. **61**, 387. 1914. — *Pauli, W.*, Über den Zusammenhang von elektr., mechanischen und chemischen Vorgängen im Muskel. Kolloidchem. Beihefte **3**, 361. 1912. — *Pauli, W.*, Kolloidchemie der Eiweißkörper I. Leipzig, Steinkopf 1920. — *Pauli, W.* u. *Hirschfeld*, Bioch. Zeitschr. **62**, 245. 1914. — *Pauli* und *Handovsky*, Bioch. Zeitschr. **18**, 340. 1909. — *Pekelharing*, Zeitschr. f. physiol. Chem. **75**, 207. 1911. — *Pekelharing, C. A.* und *Hoogenhuyze, C. J.*, Zeitschr. f. physiol. Chem. **64**, 262. 1910; **69**, 395. 1910. — *Piper*, Elektrophysiologie menschlicher Muskeln. Springer, Berlin 1912. — *Ranvier*, Arch. de physiol. normale et pathol. 1874. Leçons d'anat. génér. sur le syst. musc. 1884. — *Rehn, E.*, Dtsch. med. Wochenschr. **47**, 1324. 1921; Klin. Wochenschr. **1**, 309. 1922. — *Riesser, O.*, Arch. f. exp. Pathol. u. Pharmakol. **80**, 183. 1917; Pflügers Arch. f. d. ges. Physiol. **190**, 137. 1921; Klin. Wochenschr. 1922, S. 1317; 1374. — *Riesser, O.* und *Neuschloss*, Arch. f. exp. Pathol. u. Pharmakol. **93**, 163, 179. 1922. — *Roaf*, Quart. Journ. exp. Physiol. **5**, 31. 1912; **6**, 393. 1913. — *Scaffidi, V.*, Biochem. Zeitschr. **50**, 402. 1913. — *Schäffer, H.*, Dtsch. med. Wochenschr. 1920, S. 1072. — *Schäffer, H.* und *Weil*, Mitt. a. d. Grenzgeb. d. Med. u. Chir. **34**, 393. 1921. — *Schill, E.*, Zeitschr. f. ges. Neurol. u. Psychiatr. **70**, 202. 1921. — *Schönfeld, H.*, Pflügers Arch. f. d. ges. Physiol. **191**, 211. 1921. — *Schulz, W.*, Pflügers Arch. f. d. ges. Physiol. **186**, 126. 1921. — *Semerau* und *Weiler*, Zentralbl. f. Physiol. **33**, 69. 1918. — *Sherrington*, Proc. Roy. Soc. B. **76**, 269. 1905. — *Spiegel, E. A.*, Zeitschr. f. d. ges. Neurol. u. Psychiatr. **70**, 13. 1921. — *Uexküll*, Zeitschr. f. Biol. **58**, 305. 1912. — *Verzár*, Ergebn. d. Physiol. **15**, 1. 1916. — *Walter, F. K.*, Verh. d. Ges. deutsch. Nervenärzte, Braunschweig 1921, S. 104. — *Walter* u. *Genzel*, Monatsschr. f. Psych. **52**, 83. 1922. — *Weber, H. H.*, Pflügers Arch. f. d. ges. Physiol. **187**, 165. 1921; **191**, 186. 1921. — *Weigeldt, W.*, Verh. d. Ges. deutsch. Nervenärzte, Braunschweig 1921, S. 129. — *v. Weizsäcker, V.*, Pflügers Arch. f. d. ges. Physiol. **141**, **147**, **148**; Verhandl. d. Ges. deutsch. Nervenärzte, Braunschweig 1921, S. 262. — *Wertheim-Salomonson, J. K.*, Brain **43**, 369. 1921. — *Winterstein*, Biochem. Zeitschr. **75**, 48. 1916. — *Zupnik*, Die Symptomatologie, Pathogenese und Therapie des Tetanus. Jena 1910.

Kapitel IV.

Albrecht, H., Dtsch. Zeitschr. f. Chirurg. **7**, 433. 1877. — *Benedicenti, A.*, Arch. ital. de biol. **25**, 385. 1896. — *Blix*, Skand. Arch. f. Physiol. **3**, 316. 1892; **4**, 399. — *Braune, W.* und *O. Fischer*, Abhandl. d. sächs. Akad. Math. Klasse **15**, 562. 1890. — *Brodie*, Journ. of Anat. and Physiol. **29**, 387. 1895. — *Bugnion*, Le mécanisme du genou. Inaug.-Diss. Lausanne 1892. — *Donders* und *van Mans-*

velt, siehe *van Mansvelt*. — *Exner, A.* und *J. Tandler*, Mitteil. a. d. Grenzgeb. d. Med. u. Chirurg. **20**, 458. 1909. — *Fick, R.*, im Handb. d. Anatomie v. Bardeleben, II. Bd., 1. Abt., 1. Teil. Anatomie der Gelenke, 2. Teil: Allgemeine Gelenks- und Muskelmechanik, 3. Teil: Spezielle Gelenks- und Muskelmechanik. — *Fischer, O.*, Abhandl. d. math.-physikal. Klasse d. sächs. Akad. **27**, 485. 1902; Medizinische Physik, Leipzig 1913. — *Gildemeister, M.*, Zeitschr. f. Biol. **163**, 183. 1914. — *Harless*, Abhandl. d. math. Klasse d. bayr. Akad. **8**, 1860, 1. Abt. — *Hartenberg, P.*, C. r. du congrès des méd. aliénistes et neurol. de France **18**, 217. 1908; Presse méd. 1908, S. 519. — *Langelaan, J. W.*, Arch. f. (Anat. u.) Physiol. 1901, S. 106; 1902, S. 243. — *van Mansvelt*, Over de elasticiteit der spieren. Inaug.-Diss. Utrecht 1863. — *Mosso, A.*, Arch. ital. de biol. **25**, 349. 1896. — *Noyons, A.* und *J. Uexküll*, Zeitschr. f. Biol. **56**, 139. 1911. — *Reijs, J. H. O.*, Pflügers Arch. f. d. ges. Physiol. **191**, 234. 1921. — *Rieger*, Untersuchungen über Muskelzustände. Jena 1906. — *Strasser, H.*, Lehrbuch der Muskel- und Gelenkmechanik. Springer, Berlin 1917. — *v. Uexküll, J.*, Zentralbl. f. Physiol. **22**, 33. 1908.

Kapitel V.

Bárány, Reich und *Rothfeld*, Neurol. Zentralbl. **31**, 1139. 1912. — *Bauer, J.* und *R. Leidler*, Arb. a. d. neurol. Inst. **19**, 155. 1911. — *Beck* und *Biach*, Berl. klin. Wochenschr. 1912, S. 300. — *Benedicenti, A.*, Arch. ital. de biol. **25**, 385. 1896. — *Bostroen, A.*, Verh. d. Ges. deutsch. Nervenärzte. Braunschweig 1922, S. 92. — *Brown, G.*, Journ. of physiol. **49**, 185. 1915; Proc. Roy. Soc. B. **87**, 147. 1913; Ergebn. d. Physiol. **13**, 279. 1913. — *Edinger*, Dtsch. Zeitschr. f. Nervenheilk. **45**. 1912. — *Egger*, zit. bei *Déjérine*, Sémiologie des affects du syst. nerv. Paris 1914. — *Ewald, R.*, Physiologische Untersuchungen über das Endorgan des N. octavus. Wiesbaden 1892. — *Foerster, O.*, Zeitschr. f. d. ges. Neurol. u. Psychiatr. **73**, 1. 1921. — *Frey*, Verhandl. d. deutsch. otol. Ges. 1904, S. 60. — *Herzfeld*, Berl. klin. Wochenschr. 1901, Nr. 35. — *Holmes, G.*, Brain **40**, 461. 1917. — *Jakob, A.*, Verh. d. Ges. deutsch. Nervenärzte. Braunschweig 1922, S. 47. — *de Kleijn, A.* u. *R. Magnus*, Pflügers Archiv f. d. ges. Physiol. **178**, 124. 1920. — *Knapp*, Monatsschr. f. Psychiatr. **23**. Ergänzungsh., S. 16. — *Kubo, J.*, Pflügers Arch. f. d. ges. Physiol. **114**, 143. 1906. — *Langelaan, J. W.*, Brain **38**, 235. 1915. — *Lehmann, C.* u. *Baginsky*, Virchows Archiv **106**, 258. 1866. — *Lewandowsky*, Arch. f. Anat. u. Phys. Phys. Abtl. 1903, S. 129. — *Luciani, L.*, Das Kleinhirn. Deutsche Ausgabe von O. Fraenkel, Leipzig 1893. — *Magnus, R.*, Pflügers Arch. f. d. ges. Physiol. **159**, 224. 1914; **163**, 405. 1916; **193**, 396. 1922. — *Magnus* und *de Kleijn*, Pflügers Arch. f. d. ges. Physiol. **145**, 455. 1912. — *Mann, L.*, Über das Wesen und die Entstehung der hemiplegischen Contractur. Berlin 1898. — *Marburg, O.*, Jahrb. f. Psychiatr. u. Neurol. **36**. 1914. — *Mosso, A.*, Arch. ital. de biol. **25**, 349. 1896. — *Passow*, Berl. klin. Wochenschr. 1905, S. 4. — *Pelnar*, Das Zittern. Springer, Berlin 1913. — *Philippson*, zit. bei *Gr. Brown*, Ergebn. d. Physiol. **13**, 279 1913. — *Pollak, E.*, Verh. d. Ges. deutsch. Nervenärzte. Braunschweig 1922, S. 8. — *Reijs, J. H. O.*, Pflügers Arch. f. d. ges. Physiol **191**, 234. 1921. — *Rieger*, Untersuchungen über Muskelzustände. Jena 1906. — *Sherrington, C. S.*, Journ. of physiol. **22**, 319. 1898; **38**, 375. 1909; Integrative action of the nerv. syst. London 1909; Quart. Journ. of exper. Physiol. **2**, 109. 1909. — *v. Stein*, Arch. intern. de laryngol. **23**, 36; **24**, 169. 1907. — *Sternberg*, Die Sehnenreflexe. Leipzig-Wien 1893. — *Thiele, F. H.*, Proc. Roy. Soc. **76**, 360. 1905; Journ. of physiol. **32**, 358. 1905. — *Viets, H.*, Brain **43**, 269. 1921. — *Walshe, F. M. R.*, Brain **44**, 539. 1921. — *Wanner*, Über die Erscheinungen von Nystagmus bei Normalhörenden, Labyrinthlosen und Taubstummen. Habilitationsschrift 1901. — *Weed*, Journ. of physiol. **48**, 205. 1914. — *Wertheim-Salomonson*, Verhandl. kon. Akad. Amsterdam **17**, 885. 1915.